RECETAS ITALIANAS 2022

DELICIOSAS RECETAS DE COCINA ITALIANA

JUAN ROLANDO

TABLA DE CONTENIDO

Calabacín Relleno De Atún

Calabacín al Tonno

Rinde 6 porciones

Los tomé como aperitivo en un restaurante rural de la Toscana. A menudo los sirvo como plato principal con una ensalada verde.

2 rebanadas de pan italiano o francés del día anterior, sin corteza (aproximadamente 1⁄3 taza de pan)

11/2 taza de leche

6 calabacines pequeños, recortados

1 lata (61⁄2 onzas) de atún envasado en aceite de oliva

1⁄4 de taza de Parmigiano-Reggiano recién rallado más 2 cucharadas

1 diente de ajo finamente picado

2 cucharadas de perejil fresco de hoja plana finamente picado

Nuez moscada recién rallada

Sal y pimienta negra recién molida

1 huevo grande, ligeramente batido

1. Coloque una rejilla en el centro del horno. Precalienta el horno a 425 ° F. Engrase una bandeja para hornear lo suficientemente grande como para contener las mitades de calabacín en una sola capa.

2. Espolvorear el pan con la leche y dejar en remojo hasta que se ablande. Frote el calabacín con un cepillo bajo un chorro de agua fría. Recorta los extremos.

3. Corta el calabacín por la mitad a lo largo. Con una cuchara pequeña, saque la pulpa, dejando una cáscara de 1/4 de pulgada, y reserve la pulpa. Coloque las cáscaras de calabacín con el lado cortado hacia arriba en la sartén preparada. Pica la pulpa de calabacín y colócala en un bol.

4. Escurre el atún, reservando el aceite. Tritura el atún en un tazón grande. Exprime el pan y agrégalo al atún junto con la pulpa de calabacín picada, 1/4 de taza de queso, ajo, perejil, nuez moscada y sal y pimienta al gusto. Mezclar bien. Agrega el huevo.

5. Vierta la mezcla en las cáscaras de calabacín. Coloca los calabacines en el molde para hornear. Rocíe con un poco del aceite de atún reservado. Espolvorear con el queso restante. Vierta 1/2 taza de agua alrededor del calabacín.

6. Hornee de 30 a 40 minutos o hasta que los calabacines estén dorados y tiernos al pincharlos con un cuchillo. Sirva tibio oa temperatura ambiente.

Calabacín frito

Fritte de calabacín

Rinde 6 porciones

La cerveza le da a esta masa un buen sabor y color, mientras que las burbujas la hacen liviana. La masa también es buena para freír pescado, aros de cebolla y otras verduras.

6 calabacines pequeños

1 taza de harina para todo uso

2 huevos grandes

1⁄4 taza de cerveza

Aceite vegetal para freír

Sal

1. Frote el calabacín con un cepillo bajo un chorro de agua fría. Recorta los extremos. Corte el calabacín en tiras de 2 × 1/4 × 1/4 de pulgada.

2. Extienda la harina sobre una hoja de papel encerado. En un tazón mediano y poco profundo, bata los huevos hasta que estén espumosos. Batir la cerveza hasta que esté bien mezclado.

3. Vierta aproximadamente 2 pulgadas de aceite en una cacerola pesada profunda o en una freidora siguiendo las instrucciones del fabricante. Caliente el aceite a fuego medio hasta que una gota de la mezcla de huevo chisporrotee cuando se agregue a la sartén y la temperatura alcance los 370 ° F en un termómetro para freír.

4. Drague aproximadamente una cuarta parte de las tiras de calabacín en harina, luego sumérjalas en la mezcla de huevo.

5. Sosteniendo el calabacín con pinzas, deje que el exceso de masa gotee, luego coloque el calabacín en el aceite una pieza a la vez. Agregue solo los que quepan sin apiñarse. Fríe los calabacines hasta que estén crujientes y dorados, unos 2 minutos. Retire el calabacín con una espumadera. Escurrir sobre toallas de papel. Mantener caliente en un horno bajo mientras se fríe el resto.

6. Espolvorear con sal y servir caliente.

Flanes de calabacín

Sformato di Zucchine

Rinde 6 porciones

Necesitarás seis moldes pequeños o tazas para horno para hacer estos delicados flanes. Sírvelos como guarnición con asados o con jamón para un brunch de primavera. Por lo general, los dejo reposar un minuto o dos y luego los desmoldo, pero si los sirves directamente del horno mientras aún están inflados, hacen un buen soufflé de primer plato. Sin embargo, date prisa; se hunden rápido.

Puede sustituir el calabacín con brócoli, espárragos, zanahorias u otras verduras.

1 cucharada de mantequilla sin sal, derretida

3 calabacines medianos, cortados en rodajas gruesas

4 huevos grandes, separados

1⁄2 taza de Parmigiano-Reggiano rallado

Pizca de sal

Pizca de nuez moscada molida

1. Frote el calabacín con un cepillo bajo un chorro de agua fría. Recorta los extremos.

2. Coloque una rejilla en el centro del horno. Precalienta el horno a 350 ° F. Cepille generosamente seis moldes de 4 onzas o tazas para natillas para horno con la mantequilla derretida.

3. Traiga una olla grande con agua a hervir. Agregue el calabacín y cocine a fuego lento. Cocine 1 minuto. Escurre bien el calabacín. Seque los trozos con toallas de papel. Pase el calabacín por un molino de alimentos o mezcle en un procesador hasta que quede suave. Transfiera el puré de calabacín a un tazón grande.

4. Agregue las yemas de huevo, el parmigiano, la sal y la nuez moscada al calabacín y revuelva bien.

5. En un bol grande, con batidora eléctrica, bata las claras de huevo hasta que tengan picos suaves cuando se levante la batidora. Con una espátula de goma, doble suavemente las claras en la mezcla de calabacín.

6. Vierta la mezcla en las tazas. Hornee de 15 a 20 minutos o hasta que la parte superior esté ligeramente manchada de marrón y un cuchillo insertado cerca del centro salga limpio. Retire las tazas del horno. Deje reposar 2 minutos, luego pase un cuchillo pequeño por el interior de las tazas e invierta los flanes en un plato.

Calabaza de invierno agridulce

Fegato dei Sette Cannoli

El nombre siciliano de esta calabaza es "hígado de los siete cañones". El distrito de los Siete Cañones de Palermo, llamado así por una famosa fuente y monumento, fue una vez tan pobre que sus residentes no podían pagar la carne. Sustituyeron la calabaza en esta receta, que generalmente se prepara con hígado. También se puede hacer con rodajas de calabacín, zanahoria o berenjena.

Planee hacer esto al menos un día antes de servirlo, porque el sabor mejora tal como está. Se conserva bien durante varios días.

Aunque los sicilianos suelen freír la calabaza, yo prefiero hornearla. Esto también es bueno como antipasto.

1 nuez, bellota u otra calabaza de invierno o calabaza pequeña, cortada en rodajas de 1⁄4 de pulgada de grosor

Aceite de oliva

[1]1/2 taza de vinagre de vino tinto

1 cucharada de azucar

Sal

2 dientes de ajo, muy finamente picados

⅓ taza de perejil o menta fresca picado

1. Enjuague la calabaza y séquela. Corta los extremos con un cuchillo de chef grande y pesado. Pele la piel con un pelador de verduras. Corta la calabaza por la mitad y saca las semillas. Corta la calabaza en rodajas de 1/4 de pulgada de grosor. Precalienta el horno a 400 ° F.

2. Cepille generosamente las rodajas de calabaza por ambos lados con el aceite. Coloca las rebanadas en bandejas para hornear en una sola capa. Hornee por 20 minutos o hasta que se ablande. Dar la vuelta a las rodajas y hornear de 15 a 20 minutos más, o hasta que la calabaza esté tierna al pincharla con un cuchillo y ligeramente dorada.

3. Mientras tanto, caliente el vinagre, el azúcar y la sal al gusto en una cacerola pequeña. Revuelva hasta que el azúcar y la sal se disuelvan.

4. En una fuente o en un tazón poco profundo, coloque algunas de las rodajas de calabaza en una sola capa, superponiendo ligeramente. Espolvorea con un poco de ajo y perejil. Repita las capas hasta que se hayan usado toda la calabaza, el ajo y el

perejil. Vierta la mezcla de vinagre por encima. Cubra y refrigere al menos 24 horas antes de servir.

Vegetales asados

Verdor alla Griglia

Rinde 8 porciones

Asar a la parrilla es una de las mejores formas de cocinar verduras. La parrilla les da un sabor ahumado y las marcas de la parrilla agregan atractivo visual. Corta las verduras en rodajas gruesas o en trozos grandes para que no caigan a las llamas a través de la parrilla. Si lo desea, puede aderezarlo con un aderezo de aceite y vinagre antes de servir.

1 berenjena mediana (aproximadamente 1 libra) cortada en rodajas de 1⁄2 pulgada de grosor

Sal

1 cebolla roja o española grande, cortada en rodajas de 1⁄2 pulgada de grosor

4 hongos grandes, como portabello, sin tallos

4 tomates medianos, sin corazón y cortados por la mitad transversalmente

2 pimientos morrones rojos o amarillos grandes, sin corazón, sin semillas y cortados en cuartos

Aceite de oliva

Pimienta negra recién molida

6 hojas frescas de albahaca, cortadas en trozos

1. Recorta la parte superior e inferior de las berenjenas. Corta la berenjena transversalmente en rodajas de 1/2 pulgada de grosor. Espolvorea generosamente las rodajas de berenjena con sal. Coloca las rodajas en un colador y deja reposar sobre un plato para escurrir 30 minutos. Enjuague la sal con agua fría y seque las rodajas con toallas de papel.

2. Coloque una parrilla para barbacoa o parrilla a unas 5 pulgadas de la fuente de calor. Precaliente la parrilla o el asador.

3. Unte las rodajas de verduras con aceite de oliva y colóquelas con el lado aceitado hacia la fuente del calor. Cocine hasta que esté ligeramente dorado, unos 5 minutos. Dar la vuelta a las rodajas y untarlas con aceite. Cocine hasta que esté dorado y tierno, aproximadamente 4 minutos. Espolvorea las verduras con sal y pimienta.

4. Coloca las verduras en una fuente. Rocíe con aceite adicional y espolvoree con la albahaca. Servir caliente oa temperatura ambiente.

Verduras de raíz de invierno asadas

Verdor al Forno

Rinde 6 porciones

Esto se inspiró en las sabrosas verduras doradas que a menudo acompañan a las carnes asadas en el norte de Italia. Si su sartén no es lo suficientemente grande para contener las verduras en una sola capa, use dos sartenes.

2 nabos medianos, pelados y en cuartos

2 zanahorias medianas, peladas y cortadas en trozos de 1 pulgada

2 chirivías medianas, peladas y cortadas en trozos de 1 pulgada

2 papas medianas para todo uso, cortadas en cuartos

2 cebollas medianas, cortadas en cuartos

4 dientes de ajo pelados

1⁄3 taza de aceite de oliva

Sal y pimienta negra recién molida

1. Coloque una rejilla en el centro del horno. Precalienta el horno a 450 ° F. Combine las verduras cortadas y los dientes de ajo en una fuente grande para asar. Las verduras deben tener solo una capa de profundidad. Utilice dos cacerolas, si es necesario, para que las verduras no se amontonen. Mezcle las verduras con el aceite y sal y pimienta al gusto.

2. Ase las verduras aproximadamente 1 hora y 10 minutos, dándoles la vuelta cada 15 minutos aproximadamente hasta que estén tiernas y doradas.

3. Transfiera las verduras a un plato para servir. Servir caliente.

Estofado de verduras de verano

Ciambotta

Para 4 a 6 porciones

En verano, voy al mercado de agricultores locales varias veces a la semana. Me encanta hablar con los agricultores y probar los muchos productos inusuales que venden. Si no fuera por el mercado, estoy seguro de que nunca hubiera probado cosas como diente de león rojo, verdolaga, cuartos de cordero y tantas otras verduras que no se encuentran en los supermercados. Desafortunadamente, a menudo compro demasiado. Ahí es cuando preparo ciambotta, un guiso de verduras del sur de Italia.

Esta ciambotta en particular es la clásica, una combinación de berenjenas, pimientos, patatas y tomates. Es maravilloso como guarnición o cubierto con queso rallado como plato principal sin carne. También puede comerlo frío untado sobre pan tostado para crostini y tibio como relleno de sándwich con mozzarella en rodajas.

1 cebolla mediana

4 tomates ciruela

2 papas para todo uso, peladas

1 berenjena mediana

1 pimiento rojo mediano

1 pimiento amarillo mediano

Sal y pimienta negra recién molida

3 cucharadas de aceite de oliva

1⁄2 taza de hojas de albahaca fresca rasgadas o Parmigiano-Reggiano o Pecorino Romano recién rallado (opcional)

1. Recorta las verduras y córtalas en trozos pequeños. En una sartén grande, cocine la cebolla en el aceite a fuego medio-bajo hasta que esté tierna, aproximadamente de 5 a 8 minutos.

2. Agrega los tomates, las papas, la berenjena y los pimientos. Añadir sal y pimienta al gusto. Tape y cocine, revolviendo ocasionalmente, unos 40 minutos, o hasta que todas las verduras estén tiernas y la mayor parte del líquido se haya evaporado. Si la mezcla se seca demasiado, agregue un par de cucharadas de agua. Si hay demasiado líquido, destape y cocine 5 minutos más.

3. Sirva tibio oa temperatura ambiente, simple o adornado con albahaca o queso.

Variación: Ciambotta con Huevos: Cuando las verduras estén listas, bata de 4 a 6 huevos con sal hasta que se mezclen. Vierta los huevos sobre las verduras. No revuelva. Cubre la sartén. Cocine hasta que los huevos estén listos, aproximadamente 3 minutos. Sirva tibio oa temperatura ambiente.

Cazuela De Verduras En Capas

Teglia di Verdure

Sirve de 6 a 8

Use un plato atractivo para hornear y servir para esta cazuela y sirva las verduras fuera del plato. Va bien con frittatas, pollo y muchos otros platos.

1 berenjena mediana (aproximadamente 1 libra), pelada y en rodajas finas

Sal

3 papas medianas para todo uso (aproximadamente 1 libra), peladas y en rodajas finas

Pimienta negra recién molida

2 cebollas medianas

1 pimiento morrón rojo y 1 verde, sin corazón y en rodajas finas

3 tomates medianos, picados

6 hojas de albahaca, cortadas en trozos

1⁄3 taza de aceite de oliva

1. Pelar la berenjena y cortarla en rodajas finas transversales. Coloque las rodajas en un colador, espolvoreando cada una generosamente con sal. Coloque el colador sobre un plato y deje reposar de 30 a 60 minutos para que se escurra. Enjuague las rodajas de berenjena y séquelas.

2. Coloque una rejilla en el centro del horno. Precalienta el horno a 375 ° F. Engrase generosamente una fuente para hornear de 13 × 9 × 2 pulgadas.

3. Haga una capa de rodajas de papa superpuestas en el fondo del plato. Espolvorear con sal y pimienta. Cubrir las patatas con una capa de berenjena y espolvorear con sal. Agregue capas de cebollas, pimientos y tomates. Espolvorear con sal y pimienta. Esparce la albahaca por encima. Rocíe con el aceite de oliva.

4. Cubra con papel de aluminio. Hornea 45 minutos. Retire con cuidado el papel de aluminio. Cocine 30 minutos más o hasta que se doren y las verduras estén tiernas al pincharlas con un cuchillo. Sirva tibio oa temperatura ambiente.

Pan casero

Pane di Casa

Rinde 2 panes

Aquí hay un pan básico de estilo italiano que queda agradable y crujiente en un horno casero. Debido a que la masa es muy pegajosa, es mejor preparar este pan en una batidora de alta resistencia o en un procesador de alimentos. No caigas en la tentación de agregar más harina a la masa. Debe estar muy húmedo para obtener los resultados correctos, con grandes agujeros en la miga y una corteza crujiente.

1 cucharadita de levadura seca activa

2 tazas de agua tibia (100 ° a 110 ° F)

41⁄2 tazas de harina de pan

2 cucharaditas de sal

2 cucharadas de sémola fina

1. Vierta el agua en un tazón de batidora resistente. Espolvorea con la levadura. Deje reposar hasta que la levadura esté cremosa, aproximadamente 2 minutos. Revuelva hasta que la levadura se disuelva.

2. Agrega la harina y la sal. Revuelva bien hasta que se forme una masa suave. La masa debe quedar muy pegajosa. Batir la masa hasta que esté suave y elástica, unos 5 minutos.

3. Engrase el interior de un tazón grande. Coloque la masa en el bol y déle la vuelta para engrasar la parte superior. Cubra con una envoltura de plástico y deje crecer en un lugar cálido y sin corrientes de aire hasta que duplique su volumen, aproximadamente 1 hora y media.

4. Aplana la masa y divídela por la mitad. Forma una bola con cada pieza. Esparce la sémola en una bandeja para hornear grande. Coloque las bolas de masa a varias pulgadas de distancia en la bandeja para hornear. Cubra con una envoltura de plástico y deje crecer en un lugar cálido y sin corrientes de aire hasta que se duplique, aproximadamente 1 hora.

5. Coloque la rejilla en el centro del horno. Precalienta el horno a 450 ° F. Con una hoja de afeitar o un cuchillo muy afilado, corte una X en la parte superior de cada pan. Transfiera la masa a la piedra para hornear. Hornee hasta que los panes estén dorados y suenen huecos cuando los golpee en la parte inferior, 40 minutos.

6. Deslice los panes en las rejillas para que se enfríen por completo. Almacenar envuelto en papel de aluminio hasta 24 horas a temperatura ambiente o en el congelador hasta un mes.

Pan de Hierbas

Pane alle Erbe

Hace una hogaza de 12 pulgadas

En la ciudad de Forlimpopoli, en Emilia-Romagna, comí en un restaurante que había abierto una joven pareja en una villa del siglo XVII. Antes de la comida, sacaron un delicioso pan de hierbas. Cuando pregunté al respecto, la cocinera compartió con gusto la receta, advirtiéndome que para obtener mejores resultados debería salir al jardín al amanecer a recoger las hierbas mientras aún estaban mojadas por el rocío de la mañana. Sin embargo, obtendrá buenos resultados con las hierbas recién recogidas del supermercado.

1 sobre (21⁄2 cucharaditas) de levadura seca activa o 2 cucharaditas de levadura instantánea

1 taza de agua tibia (100 ° a 110 ° F)

2 cucharadas de mantequilla sin sal, derretida y enfriada

Aproximadamente 21⁄2 tazas de harina para todo uso sin blanquear

1 cucharada de azucar

1 cucharadita de sal

1 cucharada de perejil fresco picado

1 cucharada de menta fresca picada

1 cucharada de tomillo fresco picado

1 cucharada de cebollino fresco cortado en tiras

1 yema de huevo más 1 cucharada de agua

1. Vierta el agua en un recipiente grande. Espolvorea con la levadura. Deje reposar hasta que la levadura esté cremosa, aproximadamente 2 minutos. Revuelva hasta que la levadura se disuelva.

2. Agrega la mantequilla y 2 tazas de harina, el azúcar y la sal y revuelve hasta que se forme una masa suave. Coloque la masa sobre una superficie ligeramente enharinada. Espolvoree con las hierbas y amase hasta que quede suave y elástico, aproximadamente 10 minutos, agregando más harina según sea necesario para hacer una masa húmeda pero no pegajosa. (O haga la masa en una batidora de trabajo pesado, procesador de alimentos o máquina de pan siguiendo las instrucciones del fabricante).

3. Engrase el interior de un tazón grande. Ponga la masa en el bol, girándolo una vez para engrasar la parte superior. Cubra con papel film y deje reposar en un lugar cálido hasta que duplique su volumen, aproximadamente 1 hora.

4. Engrase una bandeja para hornear grande. Coloca la masa sobre una superficie ligeramente enharinada y aplástala con las manos para eliminar las burbujas de aire. Enrolle la masa entre sus manos para formar una cuerda de aproximadamente 30 centímetros de largo. Coloque la masa en la bandeja para hornear. Cubra con una envoltura de plástico y deje crecer hasta que se duplique, aproximadamente 1 hora.

5. Coloque la rejilla en el centro del horno. Precalienta el horno a 400 ° F. Unte la masa con la mezcla de yema de huevo. Con una navaja o un cuchillo muy afilado, corte 4 cortes en la parte superior. Hornee hasta que el pan esté dorado y suene hueco cuando lo golpee en la parte inferior, aproximadamente 30 minutos.

6. Deslice el pan sobre una rejilla para que se enfríe por completo. Envuelva en papel de aluminio y guárdelo a temperatura ambiente hasta por 24 horas, o congele hasta por 1 mes.

Pan de queso estilo marchas

Ciaccia

Hace una hogaza redonda de 9 pulgadas

La región de Marches en el centro de Italia puede no ser muy conocida en lo que respecta a la comida, pero tiene mucho que ofrecer. A lo largo de la costa hay excelentes mariscos, mientras que en el interior, donde hay montañas escarpadas, la cocina es abundante y cuenta con caza y trufas. Una especialidad local es el ciauscolo, un embutido suave elaborado con carne de cerdo muy finamente molida aromatizada con ajo y especias que se puede untar sobre el pan. Este sabroso pan elaborado con dos tipos de queso se sirve para picar o como aperitivo con una copa de vino. Es ideal para un picnic, con huevos duros, salami y ensalada.

1 sobre (21⁄2 cucharaditas) de levadura seca activa o 2 cucharaditas de levadura instantánea

1 taza de leche tibia (100 ° a 110 ° F)

2 huevos grandes, batidos

2 cucharadas de aceite de oliva

11/2 taza de Pecorino Romano recién rallado

1/2 taza de Parmigiano-Reggiano recién rallado

Aproximadamente 3 tazas de harina para todo uso sin blanquear

11/2 cucharadita de sal

11/2 cucharadita de pimienta negra recién molida

1. En un tazón grande, espolvorea la levadura sobre la leche. Deje reposar hasta que la levadura esté cremosa, aproximadamente 2 minutos. Revuelva hasta que la levadura se disuelva.

2. Agrega los huevos, el aceite y los quesos y bate bien. Con una cuchara de madera, agregue la harina, la sal y la pimienta hasta que se forme una masa suave. Coloque la masa sobre una superficie ligeramente enharinada. Amasar hasta que quede suave y elástico, aproximadamente 10 minutos, agregando más harina según sea necesario para hacer una masa húmeda pero no pegajosa. (O haga la masa en una batidora de trabajo pesado, procesador de alimentos o máquina de pan siguiendo las instrucciones del fabricante). Forme una bola con la masa.

3. Engrase el interior de un tazón grande. Coloca la masa en el bol, dándole la vuelta una vez para engrasar la parte superior. Cubra con plástico y deje reposar 11/2 horas o hasta que duplique su volumen.

4. Presione la masa hacia abajo para eliminar las burbujas de aire. Forma la masa en una bola.

5. Engrase un molde desmontable de 9 pulgadas. Agregue la masa, cubra y deje crecer nuevamente hasta que se duplique, aproximadamente 45 minutos.

6. Coloque la rejilla en el centro del horno. Precalienta el horno a 375 ° F. Cepille la parte superior de la masa con la yema de huevo. Hornee hasta que estén doradas, aproximadamente 35 minutos.

7. Deje enfriar 10 minutos en la sartén. Retire los lados de la sartén, luego deslice el pan sobre una rejilla para que se enfríe por completo. Envuelva en papel de aluminio y guárdelo a temperatura ambiente hasta por 24 horas, o congele hasta por 1 mes.

Rollos de maíz dorado

Panini d'Oro

Rinde de 8 a 10 porciones

Los panecillos redondos cubiertos con medio tomate cherry obtienen su color dorado de la harina de maíz. La masa tiene forma de bolas, que se fusionan en una barra mientras se hornean. Los panecillos se pueden servir como una barra entera, y cada uno se deshace de los suyos. Estos son especialmente buenos para una cena de sopa o con queso.

1 sobre (21⁄2 cucharaditas) de levadura seca activa o 2 cucharaditas de levadura instantánea

[1]1/2 taza de agua tibia (100 ° a 110 ° F)

[1]1/2 taza de leche

[1]1/4 taza de aceite de oliva

Aproximadamente 2 tazas de harina para todo uso sin blanquear

[1]1/2 taza de harina de maíz amarilla fina

1 cucharadita de sal

10 tomates cherry, cortados por la mitad

1. En un tazón grande, espolvorea la levadura sobre el agua. Deje reposar hasta que la levadura esté cremosa, aproximadamente 2 minutos. Revuelva hasta que la levadura se disuelva. Agrega la leche y 2 cucharadas de aceite.

2. En un tazón grande, mezcle la harina, la harina de maíz y la sal.

3. Agrega los ingredientes secos al líquido y revuelve hasta que se forme una masa. Coloque la masa sobre una superficie ligeramente enharinada. Amasar hasta que quede suave y elástico, aproximadamente 10 minutos, agregando más harina según sea necesario para hacer una masa húmeda y ligeramente pegajosa. (O haga la masa en una batidora de trabajo pesado, procesador de alimentos o máquina de pan siguiendo las instrucciones del fabricante). Forme una bola con la masa.

4. Engrase el interior de un tazón grande. Agregue la masa, volteando una vez para engrasar la parte superior. Cubra con una envoltura de plástico y deje reposar 1 hora y media en un lugar cálido y sin corrientes de aire.

5. Engrase un molde desmontable de 10 pulgadas. Presione la masa hacia abajo para eliminar las burbujas de aire. Corta la masa en cuartos. Corta cada cuarto en 5 pedazos iguales. Enrolle cada pieza en una bola. Acomoda las piezas en la sartén. Presione un tomate medio con el lado cortado hacia abajo en el centro de cada pieza de masa. Cubrir con film transparente y dejar reposar en un lugar cálido durante 45 minutos o hasta que se duplique.

6. Coloque la rejilla en el centro del horno. Precalienta el horno a 400 ° F. Rocíe la masa con las 2 cucharadas restantes de aceite de oliva. Hornee por 30 minutos o hasta que estén doradas.

7. Retire los lados de la sartén. Deslice los rollos sobre una rejilla para que se enfríen. Envuelva en papel de aluminio y guárdelo a temperatura ambiente hasta por 24 horas, o congele hasta por 1 mes.

Pan de Aceitunas Negras

Pane di Olive

Hace dos panes de 12 pulgadas

Este pan se elabora con un entrante, una mezcla de harina, agua y levadura. El entrante se levanta por separado y se agrega a la masa para darle un sabor extra al pan. Planee preparar el entrante al menos 1 hora o hasta un día antes.

Aunque generalmente uso sabrosas aceitunas negras italianas para esta receta, también se pueden usar aceitunas verdes. O pruebe una mezcla de varios tipos diferentes de aceitunas. Este pan es popular en la región de Veneto.

1 sobre (21⁄2 cucharaditas) de levadura seca activa o 2 cucharaditas de levadura instantánea

2 tazas de agua tibia (100 ° a 110 ° F)

Aproximadamente 41⁄2 tazas de harina para todo uso sin blanquear

1 1/2 taza de harina integral

2 cucharaditas de sal

2 cucharadas de aceite de oliva

11⁄2 tazas de sabrosas aceitunas negras, como Gaeta, sin hueso y picadas en trozos grandes

1. En un tazón mediano, espolvorea la levadura sobre 1 taza de agua. Deje reposar hasta que la levadura esté cremosa, aproximadamente 2 minutos. Revuelva hasta que la levadura se disuelva. Agregue 1 taza de harina para todo uso. Cubra con una envoltura de plástico y deje reposar en un lugar fresco hasta que burbujee, aproximadamente 1 hora o toda la noche. (Si hace calor, coloque el iniciador en el refrigerador. Retírelo aproximadamente 1 hora antes de hacer la masa).

2. En un tazón grande, mezcle las 31/2 tazas restantes de harina para todo uso, la harina integral y la sal. Agregue el entrante, la 1 taza restante de agua tibia y el aceite. Con una cuchara de madera, revuelva hasta que se forme una masa suave.

3. Coloque la masa sobre una superficie ligeramente enharinada y amase hasta que quede suave y elástica, aproximadamente 10 minutos, agregando más harina según sea necesario para obtener una masa húmeda y ligeramente pegajosa. (O haga la masa en una batidora de trabajo pesado, procesador de alimentos o máquina de pan siguiendo las instrucciones del fabricante). Forme una bola con la masa.

4. Engrase el interior de un tazón grande. Agrega la masa, dándole la vuelta una vez para engrasar la parte superior. Cubra con una envoltura de plástico y deje crecer en un lugar cálido hasta que duplique su volumen, aproximadamente 1 hora y media.

5. Engrase una bandeja para hornear grande. Aplana la masa para eliminar las burbujas de aire. Amasar brevemente las aceitunas. Divida la masa en dos y forme cada pieza en una hogaza de aproximadamente 30 centímetros de largo. Coloque los panes a varias pulgadas de distancia en la bandeja para hornear preparada. Cubra con una envoltura de plástico y deje crecer hasta que duplique su volumen, aproximadamente 1 hora.

6. Coloque la rejilla en el centro del horno. Precalienta el horno a 400 ° F. Con una hoja de afeitar de un solo filo o un cuchillo afilado, haga 3 o 4 cortes diagonales en la superficie de cada pan. Hornee de 40 a 45 minutos o hasta que estén doradas.

7. Desliza los panes en una rejilla para que se enfríen. Envuelva en papel de aluminio y guárdelo a temperatura ambiente hasta por 24 horas, o congele hasta por 1 mes.

Pan de Stromboli

Rotolo di Pane

Hace dos panes de 10 pulgadas

Por lo que yo sé, este pan relleno de queso y embutidos es una creación italoamericana, posiblemente inspirada en la bonata siciliana, masa de pan envuelta alrededor de un relleno y horneada en forma de hogaza. Stromboli es un famoso volcán siciliano, por lo que el nombre probablemente sea una referencia al hecho de que el relleno rezuma por las rejillas de ventilación, asemejándose a la lava fundida. Sirve el pan como aperitivo o merienda.

1 cucharadita de levadura seca activa o 2 cucharaditas de levadura instantánea

3⁄4 de taza de agua tibia (100 ° a 110 ° F)

Aproximadamente 2 tazas de harina para todo uso sin blanquear

1 cucharadita de sal

4 onzas de queso provolone suave en rodajas o queso suizo

2 onzas de salami en rodajas finas

4 onzas de jamón en rodajas

1 yema de huevo batida con 2 cucharadas de agua

1. En un tazón grande, espolvorea la levadura sobre el agua. Deje reposar hasta que la levadura esté cremosa, aproximadamente 2 minutos. Revuelva hasta que la levadura se disuelva.

2. Agrega la harina y la sal. Con una cuchara de madera, revuelva hasta que se forme una masa suave. Coloque la masa sobre una superficie ligeramente enharinada y amase hasta que quede suave y elástica, aproximadamente 10 minutos, agregando más harina según sea necesario para hacer una masa húmeda pero no pegajosa. (O haga la masa en una batidora de trabajo pesado, procesador de alimentos o máquina de pan siguiendo las instrucciones del fabricante).

3. Engrase el interior de un tazón grande. Agrega la masa al bol, dándole la vuelta una vez para engrasar la parte superior. Cubra con una envoltura de plástico. Coloque en un lugar cálido y sin corrientes de aire y deje crecer hasta que se duplique, aproximadamente 1 hora y media.

4. Retire la masa del bol y aplánela suavemente para eliminar las burbujas de aire. Corta la masa por la mitad y dale forma de dos bolas. Coloque las bolas sobre una superficie enharinada y cubra cada una con un bol. Deje reposar durante 1 hora o hasta que se duplique.

5. Coloque una rejilla en el centro del horno. Precalienta el horno a 400 ° F. Engrase una bandeja para hornear grande.

6. En una superficie ligeramente enharinada con un rodillo, aplanar una pieza de la masa en un círculo de 12 pulgadas. Coloca la mitad de las rodajas de queso sobre la masa. Cubra con la mitad del jamón y el salami. Enrolle bien la masa y rellene en un cilindro. Pellizca la costura para sellar. Coloque el rollo con la costura hacia abajo en la bandeja para hornear. Dobla los extremos de la masa debajo del rollo. Repite con el resto de ingredientes.

7. Cepille los panecillos con la mezcla de yema de huevo. Con un cuchillo, corte 4 cortes poco profundos espaciados uniformemente en la parte superior de la masa. Hornee de 30 a 35 minutos o hasta que estén doradas.

8. Transfiera a rejillas de alambre para que se enfríen un poco. Sirva caliente, cortado en rodajas diagonales. Envuelva en papel de aluminio y guárdelo a temperatura ambiente hasta por 24 horas, o congele hasta por 1 mes.

Pan de queso con nueces

Pan Nociato

Hace dos panes redondos de 8 pulgadas

Con salame, aceitunas y una botella de vino tinto, este pan de Umbría es una buena comida. Esta versión es sabrosa, pero en Todi, una de las ciudades medievales más bellas de la región, tuve una versión dulce que estaba hecha con vino tinto, especias y pasas, y horneada en hojas de parra.

1 sobre (21⁄2 cucharaditas) de levadura seca activa o 2 cucharaditas de levadura instantánea

2 tazas de agua tibia (100 ° a 110 ° F)

Aproximadamente 41⁄2 tazas de harina para todo uso sin blanquear

11/2 taza de harina integral

2 cucharaditas de sal

2 cucharadas de aceite de oliva

1 taza de pecorino toscano rallado

1 taza de nueces picadas, tostadas

1. En un tazón mediano, espolvorea la levadura sobre 1 taza de agua. Deje reposar hasta que la levadura esté cremosa, aproximadamente 2 minutos. Revuelva hasta que la levadura se disuelva.

2. En un tazón grande, mezcle 4 tazas de harina para todo uso, la harina integral y la sal. Agregue la mezcla de levadura, la taza restante de agua tibia y el aceite. Revuelva con una cuchara de madera hasta que se forme una masa suave. Coloque la masa sobre una superficie ligeramente enharinada y amase hasta que quede suave y elástica, aproximadamente 10 minutos, agregando más harina según sea necesario para obtener una masa húmeda y ligeramente pegajosa. (O haga la masa en una batidora de trabajo pesado, procesador de alimentos o máquina de pan siguiendo las instrucciones del fabricante).

3. Engrase el interior de un tazón grande. Agrega la masa, dándole la vuelta una vez para engrasar la parte superior. Cubra con una envoltura de plástico y deje crecer en un lugar cálido hasta que duplique su volumen, aproximadamente 1 hora y media.

4. Engrase una bandeja para hornear grande. Aplana la masa para eliminar las burbujas de aire. Esparcir el queso y las nueces por encima y amasar solo para distribuir los ingredientes. Divide la masa en dos y dale a cada pieza la forma de una hogaza redonda.

Coloque los panes a varias pulgadas de distancia en la bandeja para hornear preparada. Cubra con una envoltura de plástico y deje crecer hasta que duplique su volumen, aproximadamente 1 hora.

5. Coloque la rejilla del horno en el centro del horno. Precalienta el horno a 400 ° F. Con una hoja de afeitar de un solo filo o un cuchillo afilado, haga 3 o 4 cortes diagonales en la superficie de cada pan. Hornee hasta que estén doradas y los panes suenen huecos cuando se golpean en la parte inferior, aproximadamente de 40 a 45 minutos.

6. Deslice los panes en una rejilla para que se enfríen por completo. Sirve a temperatura ambiente. Envuelva en papel de aluminio y guárdelo a temperatura ambiente hasta por 24 horas o congele hasta por 1 mes.

Rollos de tomate

Panini al Pomodoro

Rinde 8 rollos

La pasta de tomate tiñe estos rollos de un bonito rojo anaranjado y agrega un toque de sabor a tomate. Me gusta usar la pasta de tomate de doble concentración que se vende en tubos como pasta de dientes. Tiene un buen sabor a tomate dulce, y como la mayoría de las recetas requieren solo una cucharada o dos de la pasta, puedes usar tanto como necesites, luego cierra el tubo y guárdalo en el refrigerador, a diferencia de la pasta de tomate enlatada.

Aunque no pienso a menudo en el Véneto cuando pienso en tomates, estos panecillos son populares allí.

1 sobre (21⁄2 cucharaditas) de levadura seca activa o 2 cucharaditas de levadura instantánea

1⁄2 taza más 3⁄4 taza de agua tibia (100 ° a 110 ° F)

11/4 taza de pasta de tomate

2 cucharadas de aceite de oliva

Aproximadamente 23⁄4 tazas de harina para todo uso sin blanquear

2 cucharaditas de sal

1 cucharadita de orégano seco, desmenuzado

1. En un tazón mediano, espolvorea la levadura sobre 1/2 taza de agua. Deje reposar hasta que la levadura esté cremosa, aproximadamente 2 minutos. Revuelva hasta que la levadura se disuelva. Agrega la pasta de tomate y el resto del agua y revuelve hasta que quede suave. Agrega el aceite de oliva.

2. En un tazón grande, mezcle la harina, la sal y el orégano.

3. Vierta el líquido en los ingredientes secos. Con una cuchara de madera, revuelva hasta que se forme una masa suave. Coloque la masa sobre una superficie ligeramente enharinada y amase hasta que quede suave y elástica, aproximadamente 10 minutos, agregando más harina según sea necesario para obtener una masa húmeda y ligeramente pegajosa. (O haga la masa en una batidora de trabajo pesado, procesador de alimentos o máquina de pan siguiendo las instrucciones del fabricante).

4. Engrase el interior de un tazón grande. Agrega la masa, dándole la vuelta una vez para engrasar la parte superior. Cubra con una envoltura de plástico y deje reposar 11/2 horas o hasta que se duplique.

5. Engrase una bandeja para hornear grande. Aplana la masa para eliminar las burbujas de aire. Corta la masa en 8 piezas iguales. Forma una bola con cada pieza. Coloque las bolas a varias pulgadas de distancia en la bandeja para hornear. Cubra con una envoltura de plástico y deje crecer hasta que se duplique, aproximadamente 1 hora.

6. Coloque la rejilla en el centro del horno. Precalienta el horno a 400 ° F. Hornee hasta que los panecillos estén dorados y suenen huecos cuando los golpee en la parte inferior, aproximadamente 20 minutos.

7. Deslice los rollos sobre una rejilla para enfriar completamente. Sirva a temperatura ambiente. Almacenar envuelto en papel de aluminio hasta 24 horas o congelar hasta 1 mes.

Brioche campestre

Brioche Rustica

Rinde 8 porciones

La masa de brioche rica en mantequilla y huevo, probablemente introducida por cocineros franceses en Nápoles alrededor de 1700, se enriquece con jamón y queso picado. Este sabroso pan es un buen antipasto, o sírvalo con un plato de ensalada antes o después de una comida. Tenga en cuenta que esta masa se bate hasta que quede suave y sin amasar.

11/2 taza de leche tibia (100 ° a 110 ° F)

1 sobre (21⁄2 cucharaditas) de levadura seca activa o 2 cucharaditas de levadura instantánea

4 cucharadas (1⁄2 barra) de mantequilla sin sal, a temperatura ambiente

1 cucharada de azucar

1 cucharadita de sal

2 huevos grandes, a temperatura ambiente

Aproximadamente 21⁄2 tazas de harina para todo uso sin blanquear

1⁄2 taza de mozzarella fresca picada, seca si está húmeda

^{1}1/2 taza de provolone picado

^{1}1/2 taza de prosciutto picado

1. Vierta la leche en un tazón pequeño y espolvoree la levadura. Deje reposar hasta que la levadura esté cremosa, aproximadamente 2 minutos. Revuelva hasta que la levadura se disuelva.

2. En un tazón grande de batidora resistente o en un procesador de alimentos, bata la mantequilla, el azúcar y la sal hasta que se mezclen. Batir los huevos. Con una cuchara de madera, agregue la mezcla de leche. Agrega la harina y bate hasta que quede suave. La masa quedará pegajosa.

3. Sobre una superficie ligeramente enharinada, forma una bola con la masa. Cubrir con un bol invertido y dejar reposar 30 minutos.

4. Unte con mantequilla y enharine un tubo de 10 pulgadas o un molde Bundt.

5. Enharina ligeramente un rodillo. Estire la masa en un rectángulo de 22 × 8 pulgadas. Esparce el queso y la carne sobre la masa, dejando un borde de 1 pulgada en los lados largos.

Comenzando por un lado largo, enrolle firmemente la masa para formar un cilindro. Pellizca la costura para sellar. Coloque el rollo con la costura hacia abajo en el molde preparado. Apriete los extremos para sellar. Cubre la sartén con papel film. Deje que la masa suba en un lugar cálido y sin corrientes de aire hasta que se duplique, aproximadamente 1 hora y media.

6. Coloque la rejilla del horno en el centro del horno. Precalienta el horno a 350 ° F. Hornee hasta que los panes estén dorados y suenen huecos cuando los golpee en la parte inferior, aproximadamente 35 minutos.

7. Deslice los panes en una rejilla para que se enfríen por completo. Sirve a temperatura ambiente. Envuelva en papel de aluminio y guárdelo a temperatura ambiente hasta por 24 horas, o congele hasta por 1 mes.

Pan de papel de música sarda

Carta da Musica

Rinde de 8 a 12 porciones

Las hojas grandes de pan fino como el papel se denominan "papel musical" en Cerdeña, porque en una época el pan, como el papel, se enrollaba para facilitar su almacenamiento. Los sardos cortan las hojas en trozos más pequeños para comerlas con las comidas o como refrigerio con queso suave de cabra o oveja, o remojarlas en sopa o cubrirlas con salsas como pasta. La harina de sémola se puede encontrar en muchas tiendas especializadas o en catálogos como el King Arthur Flour Baker's Catalog (verFuentes).

Aproximadamente 11⁄4 tazas de harina para todo uso o para pan sin blanquear

11⁄4 tazas de harina de sémola fina

1 cucharadita de sal

1 taza de agua tibia

1. En un tazón grande, combine la harina para todo uso o para pan, la harina de sémola y la sal. Con una cuchara de madera, agregue el agua hasta que la mezcla forme una masa suave.

2. Raspa la masa sobre una superficie ligeramente enharinada. Amasar la masa, agregando harina adicional según sea necesario, para formar una masa firme, suave y elástica, aproximadamente 5 minutos. Forma la masa en una bola. Cubrir con un bol invertido y dejar reposar a temperatura ambiente durante 1 hora.

3. Coloque la rejilla en el centro del horno. Precalienta el horno a 450 ° F.

4. Divide la masa en seis trozos. Con un rodillo sobre una superficie ligeramente enharinada, extienda un trozo de masa en un círculo de 30 cm, lo suficientemente delgado como para que pueda ver su mano a través de él cuando la masa se sostenga a contraluz. Coloca la masa sobre el rodillo para levantarla. Coloque la masa en una bandeja para hornear sin engrasar, teniendo cuidado de alisar las arrugas.

5. Hornee aproximadamente 2 minutos o hasta que la parte superior del pan esté firme. Protege una mano con una agarradera y, sosteniendo una gran espátula de metal en la otra mano, dale la vuelta a la masa. Hornee unos 2 minutos más o hasta que esté ligeramente dorado.

6. Transfiera el pan a una rejilla para que se enfríe por completo. Repite con la masa restante.

7. Para servir, rompa cada hoja en 2 o 4 piezas. Guarde las sobras en un lugar seco en una bolsa de plástico bien sellada.

Variación: Para servir como aperitivo, vuelva a calentar el pan en una bandeja para hornear en un horno bajo durante 5 minutos o hasta que esté tibio. En un plato, apile los trozos, rociando cada capa con aceite de oliva extra virgen y sal gruesa o romero fresco picado. Sirva caliente.

Flatbread de cebolla morada

Focaccia alle Cipolle Rosso

Rinde de 8 a 10 porciones

La masa para esta focaccia es muy húmeda y pegajosa, por lo que se mezcla completamente en un bol sin amasar. Mézclelo a mano con una cuchara de madera o use una batidora eléctrica, un procesador de alimentos o una máquina de pan de alta resistencia. Un aumento lento y prolongado le da a este pan un delicioso sabor y una textura ligera apelmazado. Aunque la mayoría de las focaccias saben mejor calientes, esta es tan húmeda que aguanta incluso a temperatura ambiente.

1 sobre (21⁄2 cucharaditas) de levadura seca activa o levadura instantánea

11/2 taza de agua tibia (100 ° a 110 ° F)

11⁄2 tazas de leche, a temperatura ambiente

6 cucharadas de aceite de oliva

Aproximadamente 5 tazas de harina para todo uso sin blanquear

2 cucharadas de romero fresco finamente picado

2 cucharaditas de sal

[1]1/2 taza de cebolla morada picada en trozos grandes

1. En un tazón mediano, espolvorea la levadura sobre el agua tibia. Deje reposar hasta que la levadura esté cremosa, aproximadamente 2 minutos. Revuelva hasta que la levadura se disuelva. Agregue la leche y 4 cucharadas de aceite y revuelva para combinar.

2. En un tazón grande de batidora resistente o en un procesador de alimentos, mezcle la harina, el romero y la sal. Agrega la mezcla de levadura y revuelve hasta que se forme una masa suave. Amasar hasta que quede suave y elástico, aproximadamente de 3 a 5 minutos. La masa quedará pegajosa.

3. Engrase un tazón grande. Coloque la masa en el bol y cúbrala con una envoltura de plástico. Deje crecer en un lugar cálido y sin corrientes de aire hasta que se duplique, aproximadamente 1 hora y media.

4. Engrase un molde para hornear de 13 × 9 × 2 pulgadas. Vierta la masa en la sartén, distribuyéndola uniformemente. Cubra con una envoltura de plástico y deje reposar durante 1 hora o hasta que duplique su volumen.

5. Coloque la rejilla del horno en el centro del horno. Precalienta el horno a 450 ° F.

6. Con las yemas de los dedos, presione firmemente la masa para hacer hoyuelos con una separación de aproximadamente 1 pulgada y 1/2 pulgada de profundidad. Rocíe la superficie con las 2 cucharadas restantes de aceite de oliva y esparza las rodajas de cebolla encima. Espolvorea con sal gruesa. Hornee hasta que esté crujiente y dorado, aproximadamente de 25 a 30 minutos.

7. Deslice la focaccia sobre una rejilla para enfriar. Cortar en cuadrados. Sirva tibio oa temperatura ambiente. Almacenar a temperatura ambiente envuelto en papel de aluminio hasta por 24 horas.

Pan plano de vino blanco

Focaccia al Vino

Rinde de 8 a 10 porciones

El vino blanco le da a esta focaccia estilo Génova un sabor único. Por lo general, está cubierto con cristales de sal marina gruesa, pero puede sustituirlo por salvia fresca o romero si lo prefiere. En Génova, se come en todas las comidas, incluido el desayuno, y los escolares recogen una rebanada en la panadería para comer como merienda a media mañana. La masa para esta focaccia es muy húmeda y pegajosa, por lo que es mejor prepararla en una batidora o procesador de alimentos de alta resistencia.

Esta focaccia está hecha con un entrante, una combinación de levadura, harina y agua que le da a muchos panes un sabor extra y una buena textura. El entrante se puede preparar desde 1 hora hasta 24 horas antes de hacer el pan, así que planifique en consecuencia.

1 sobre (21⁄2 cucharaditas) de levadura seca activa o 2 cucharaditas de levadura instantánea

1 taza de agua tibia (100 ° a 110 ° F)

Aproximadamente 4 tazas de harina para todo uso sin blanquear

2 cucharaditas de sal

[1]1/2 taza de vino blanco seco

[1]1/4 taza de aceite de oliva

Adición

3 cucharadas de aceite de oliva extra virgen

1 cucharadita de sal marina gruesa

1. Para hacer el entrante, espolvorea la levadura sobre el agua. Deje reposar hasta que la levadura esté cremosa, aproximadamente 2 minutos. Revuelva hasta que la levadura se disuelva. Batir 1 taza de harina hasta que quede suave. Cúbralo con una envoltura de plástico y déjelo a temperatura ambiente durante aproximadamente 1 hora o hasta 24 horas. (Si hace calor, coloque el iniciador en el refrigerador. Retírelo aproximadamente 1 hora antes de hacer la masa).

2. En una batidora o procesador de alimentos de alta resistencia, combine 3 tazas de harina y la sal. Agrega el entrante, el vino y el aceite. Revuelva la masa hasta que quede suave y elástica, aproximadamente de 3 a 5 minutos. Quedará muy pegajoso, pero no añadas más harina.

3. Engrase el interior de un tazón grande. Agrega la masa. Cubra con una envoltura de plástico y deje crecer en un lugar cálido y sin corrientes de aire hasta que duplique su volumen, aproximadamente 1 hora y media.

4. Engrase una bandeja para hornear grande o una bandeja para rollos de gelatina de 15 × 10 × 1 pulgada. Aplana la masa. Colóquelo en la sartén, dándole palmaditas y estirándolo con las manos para que quepa. Cubra con una envoltura de plástico y deje crecer hasta que se duplique, aproximadamente 1 hora.

5. Coloque la rejilla en el centro del horno. Precalienta el horno a 425 ° F. Presione la masa firmemente con las yemas de los dedos para hacer hoyuelos con una separación de aproximadamente 1 pulgada en toda la superficie. Rocíe con las 3 cucharadas de aceite. Espolvorea con sal marina. Hornee de 25 a 30 minutos o hasta que esté crujiente y dorado.

6. Deslice la focaccia sobre una rejilla para que se enfríe un poco. Cortar en cuadrados o rectángulos y servir caliente.

Flatbread de tomate secado al sol

Focaccia di Pomodori Secchi

Rinde de 8 a 10 porciones

Los tomates secos, marinados y húmedos son los que se pueden utilizar para esta focaccia de forma libre. Si solo tiene los tomates secos que no están reconstituidos, simplemente sumérjalos en agua tibia durante unos minutos hasta que se rellenen.

1 cucharadita de levadura seca activa

1 taza de agua tibia (100 ° a 110 ° F)

Aproximadamente 3 tazas de harina para todo uso sin blanquear

1 cucharadita de sal

4 cucharadas de aceite de oliva extra virgen

8 a 10 piezas de tomates secados al sol marinados, escurridos y cortados en cuartos

Una pizca de orégano seco, desmenuzado

1. Espolvorea la levadura sobre el agua. Deje reposar hasta que la levadura esté cremosa, aproximadamente 2 minutos. Revuelva hasta que la levadura se disuelva. Agrega 2 cucharadas de aceite.

2. En un tazón grande, mezcle la harina y la sal. Agrega la mezcla de levadura y revuelve con una cuchara de madera hasta que se forme una masa suave.

3. Coloque la masa sobre una superficie ligeramente enharinada. Amasar hasta que quede suave y elástico, aproximadamente 10 minutos, agregando más harina según sea necesario para hacer una masa húmeda y ligeramente pegajosa. (O haga la masa en una batidora de trabajo pesado, procesador de alimentos o máquina de pan siguiendo las instrucciones del fabricante). Forme una bola con la masa.

4. Engrase el interior de un tazón grande. Agregue la masa, volteando una vez para engrasar la parte superior. Cubra con una envoltura de plástico y deje crecer en un lugar cálido y sin corrientes de aire hasta que duplique su volumen, aproximadamente 1 hora y media.

5. Engrase una bandeja para hornear grande o una bandeja para pizza redonda de 12 pulgadas. Coloca la masa en la sartén. Engrase sus manos y aplanar la masa en un círculo de 12

pulgadas. Cubra con una envoltura de plástico y deje crecer hasta que se duplique, aproximadamente 45 minutos.

6. Coloque la rejilla del horno en el centro del horno. Precalienta el horno a 450 ° F. Con las yemas de los dedos, haga hoyuelos en la masa con una separación de aproximadamente 1 pulgada. Presione un poco de tomate en cada hoyuelo. Rocíe con las 2 cucharadas restantes de aceite de oliva, untándolo con los dedos. Espolvorea con el orégano. Hornea 25 minutos o hasta que se dore.

7. Desliza la focaccia sobre una tabla de cortar y córtala en cuadrados. Sirva caliente.

Pan plano de patata a la romana

Pizza di Patate

Rinde de 8 a 10 porciones

Mientras que los romanos comen mucha pizza con los ingredientes típicos, su primer amor es la pizza bianca, "pizza blanca", un pan plano rectangular largo similar a la focaccia al estilo de Génova, solo que más crujiente y con más baches. La pizza bianca generalmente se cubre solo con sal y aceite de oliva, aunque esta variación con papas crujientes en rodajas finas también es popular.

1 sobre (21⁄2 cucharaditas) de levadura seca activa o 2 cucharaditas de levadura instantánea

1 taza de agua tibia (100 ° a 110 ° F)

Aproximadamente 3 tazas de harina para todo uso sin blanquear

1 cucharadita de sal y más para las patatas

6 cucharadas de aceite de oliva

1 libra de papas de pulpa amarilla, como Yukon Gold, peladas y en rodajas muy finas

Pimienta negra recién molida

1. Espolvorea la levadura sobre el agua. Deje reposar hasta que la levadura esté cremosa, aproximadamente 2 minutos. Revuelva hasta que la levadura se disuelva.

2. En un tazón grande, combine 3 tazas de harina y 1 cucharadita de sal. Agrega la mezcla de levadura y 2 cucharadas de aceite. Con una cuchara de madera, revuelva hasta que se forme una masa suave. Coloque la masa sobre una superficie ligeramente enharinada y amase hasta que quede suave y elástica, aproximadamente 10 minutos, agregando más harina según sea necesario para hacer una masa húmeda pero no pegajosa. (O haga la masa en una batidora de trabajo pesado, procesador de alimentos o máquina de pan siguiendo las instrucciones del fabricante).

3. Engrase el interior de un tazón grande. Agrega la masa y dale la vuelta una vez para engrasar la parte superior. Cubra con una envoltura de plástico. Deje crecer en un lugar cálido y sin corrientes de aire hasta que duplique su volumen, aproximadamente 1 hora y media.

4. Engrase una sartén de 15 × 10 × 1 pulgada. Aplana suavemente la masa y colócala en la sartén. Estire y extienda la masa para que quepa en la sartén. Cubra con una envoltura de plástico y

deje crecer hasta que se duplique, aproximadamente 45 minutos.

5. Coloque la rejilla en el centro del horno. Precalienta el horno a 425 ° F. En un tazón, mezcle las papas con las 4 cucharadas restantes de aceite de oliva y sal y pimienta al gusto. Coloca las rodajas encima de la masa, superponiéndolas ligeramente.

6. Hornea 30 minutos. Sube el fuego a 450 ° F. Hornea 10 minutos más o hasta que las papas estén tiernas y doradas. Desliza la pizza sobre una tabla y córtala en cuadrados. Servir caliente.

Pan a la plancha de Emilia-Romaña

Piadine

Rinde 8 panes

Piadina es un pan plano redondo horneado en una plancha o piedra que es popular en Emilia-Romagna. En los pueblos de playa a lo largo de la costa del Adriático, durante el verano aparecen coloridos puestos de lona a rayas en las esquinas de las calles. Alrededor de la hora del almuerzo, las cabinas abren para los negocios y los operadores vestidos de uniforme enrollan y hornean piadine a pedido en planchas planas. Aproximadamente nueve pulgadas de diámetro, la piadina caliente se dobla por la mitad, luego se rellena con queso, prosciutto en rodajas, salami o verduras salteadas (comoEscarola con Ajo) y se comen como sándwiches.

Aunque la piadina generalmente se hace con manteca de cerdo, yo lo sustituyo por aceite de oliva, ya que la manteca de cerdo fresca no siempre está disponible. Para un antipasto o un refrigerio, corte la piadina en gajos.

31⁄2 tazas de harina para todo uso sin blanquear

1 cucharadita de sal

1 cucharadita de levadura en polvo

1 taza de agua tibia

1 1/4 taza de manteca de cerdo fresca, derretida y enfriada, o aceite de oliva

Verduras cocidas, carnes en rodajas o quesos

1. En un tazón grande, mezcle la harina, la sal y el polvo de hornear. Agregue el agua y la manteca de cerdo o el aceite. Con una cuchara de madera, revuelva hasta que se forme una masa suave. Raspa la masa sobre una superficie ligeramente enharinada y amasa la masa brevemente hasta que quede suave. Forma la masa en una bola. Cubra con un recipiente invertido y deje reposar de 30 minutos a 1 hora.

2. Corta la masa en 8 piezas iguales. Dejando las piezas restantes cubiertas, extienda una pieza de la masa en un círculo de 8 pulgadas. Repite con el resto de la masa, apilando los círculos con un trozo de papel encerado entre cada uno.

3. Precalienta el horno a 250 ° F. A fuego medio, caliente una sartén antiadherente grande o una plancha para panqueques hasta que esté muy caliente y una gota de agua chisporrotee y desaparezca rápidamente cuando toque la superficie. Coloque un círculo de masa en la superficie y cocine de 30 a 60 segundos, o hasta que la piadina comience a endurecerse y se dore. Voltee la masa y cocine de 30 a 60 segundos más, o hasta que esté bien dorada por el otro lado.

4. Envuelve la piadina en papel de aluminio y mantén caliente en el horno mientras cocinas los círculos de masa restantes de la misma forma.

5. Para servir, coloque verduras o rebanadas de prosciutto, salami o queso a un lado de una piadina. Dobla la piadina sobre el relleno y cómela como un sándwich.

Palitos de pan

Grissini

Rinde alrededor de 6 docenas de palitos de pan

Una máquina de pasta equipada con el cortador de fettuccine también puede hacer palitos de pan largos y delgados llamados grissini. (También proporciono instrucciones si desea o necesita cortar la masa de palitos de pan a mano). Varíe el sabor agregando pimienta negra molida o hierbas secas como romero picado, tomillo u orégano a la masa.

1 sobre (21⁄2 cucharaditas) de levadura seca activa o 2 cucharaditas de levadura instantánea

1 taza de agua tibia (100 ° a 110 ° F)

2 cucharadas de aceite de oliva extra virgen

Aproximadamente 21⁄2 tazas de harina para todo uso sin blanquear o harina de pan

1 cucharadita de sal

2 cucharadas de harina de maíz amarilla

1. En un tazón grande, espolvorea la levadura sobre el agua. Deje reposar hasta que la levadura esté cremosa, aproximadamente 2 minutos. Revuelva hasta que la levadura se disuelva.

2. Agrega el aceite de oliva. Agrega 21/2 tazas de harina y sal. Revuelva hasta que se forme una masa suave.

3. En una superficie ligeramente enharinada, amase la masa hasta que esté firme y elástica, aproximadamente 10 minutos, agregando harina adicional según sea necesario para hacer una masa no pegajosa. (O haga la masa en una batidora de trabajo pesado, procesador de alimentos o máquina de pan siguiendo las instrucciones del fabricante).

4. Engrase el interior de un tazón grande. Coloca la masa en el bol, dándole la vuelta una vez para engrasar la parte superior. Cubra con una envoltura de plástico y deje crecer en un lugar cálido y sin corrientes de aire hasta que duplique su volumen, aproximadamente 1 hora y media.

5. Coloque dos rejillas en el centro del horno. Precalienta el horno a 350 ° F. Espolvoree dos bandejas para hornear grandes con harina de maíz.

6. Amasar la masa brevemente para eliminar las burbujas de aire. Divide la masa en 6 piezas. Aplana una pieza de masa en un óvalo de 5 × 4 × 1/4 de pulgada. Espolvoréelo con harina adicional para que no quede pegajoso. Mantenga la masa restante cubierta.

7. Inserte un extremo corto de la masa en el cortador de fettuccine en una máquina de pasta y corte la masa en tiras de 1/4 de pulgada. Para cortar la masa a mano, aplástala con un rodillo sobre una tabla de cortar. Córtelo en tiras de 1/4 de pulgada con un cuchillo grande y pesado sumergido en harina.

8. Coloque las tiras a 1/2 pulgada de distancia en una de las bandejas para hornear preparadas. Repite con la masa restante. Hornee de 20 a 25 minutos o hasta que esté ligeramente dorado, girando los moldes a la mitad.

9. Enfríe en sartenes sobre rejillas de alambre. Almacenar en un recipiente hermético hasta por 1 mes.

Anillos de hinojo

Taralli al Finocchio

Hace 3 docenas de anillos

Los taralli son palitos de pan crujientes en forma de anillo. Se pueden condimentar simplemente con aceite de oliva o con pimiento rojo triturado, pimienta negra, orégano u otras hierbas, y son populares en todo el sur de Italia. También hay taralli dulces, que son buenos para mojar en vino o con café. Taralli puede ser tan pequeño como una moneda de cinco centavos o varias pulgadas de tamaño, pero siempre son duros y crujientes. Me gusta servirlos con vino y queso.

1 sobre (21⁄2 cucharadas) de levadura seca activa o 2 cucharaditas de levadura instantánea

1⁄4 de taza de agua tibia (100 ° a 110 ° F)

1 taza de harina para todo uso sin blanquear

1 taza de harina de sémola

1 cucharada de semillas de hinojo

1 cucharadita de sal

1/3 taza de vino blanco seco

1 1/4 taza de aceite de oliva

1. En una taza medidora, espolvorea la levadura sobre el agua. Deje reposar hasta que la levadura esté cremosa, aproximadamente 2 minutos. Revuelva hasta que la levadura se disuelva.

2. En un tazón grande, mezcle las dos harinas, el hinojo y la sal. Agregue la mezcla de levadura, el vino y el aceite. Revuelva hasta que se forme una masa suave, aproximadamente 2 minutos. Raspe la masa sobre una superficie ligeramente enharinada y amase hasta que quede suave y elástica, aproximadamente 10 minutos. Forma la masa en una bola.

3. Engrase el interior de un tazón grande. Coloca la masa en el bol, dándole la vuelta una vez para engrasar la parte superior. Cubra y deje crecer en un lugar cálido y sin corrientes de aire hasta que duplique su volumen, aproximadamente 1 hora.

4. Divida la masa en tercios, luego cada tercio por la mitad para hacer 6 piezas iguales. Manteniendo el resto cubierto con un tazón volteado, corte una pieza en 6 piezas iguales. Estire las piezas en trozos de 4 pulgadas de largo. Forma cada uno en un anillo, pellizcando los extremos para sellar. Repite con la masa restante.

5. Coloque varios paños de cocina que no suelten pelusa. Llene una sartén grande hasta la mitad con agua. Lleva el agua a ebullición. Agregue los anillos de masa unos pocos a la vez. (No las amontone.) Hervir 1 minuto o hasta que los aros suban a la superficie. Retire los aros con una espumadera y colóquelos sobre los paños de cocina para que escurran. Repite con la masa restante.

6. Coloque dos rejillas en el centro del horno. Precalienta el horno a 350 ° F. Coloque los anillos de masa a una pulgada de distancia en 2 bandejas para hornear grandes sin engrasar. Hornee hasta que estén doradas, aproximadamente 45 minutos, girando los moldes aproximadamente a la mitad. Apague el horno y abra levemente la puerta. Deje enfriar los aros en el horno durante 10 minutos.

7. Transfiera los anillos a rejillas de alambre para que se enfríen. Almacenar en un recipiente hermético hasta por 1 mes.

Anillos de almendra y pimienta negra

Taralli con le Mandorle

Hace 32 anillos

Siempre que voy a Nápoles, una de mis primeras paradas es en la panadería para comprar una gran bolsa de estos crujientes aros de pan. Son más sabrosos que los pretzels u otros bocadillos y son perfectos para masticar antes o con las comidas. Los napolitanos los hacen con manteca de cerdo, lo que les da un sabor maravilloso y una textura que se deshace en la boca, pero también son excelentes elaborados con aceite de oliva. Estos se mantienen bien y es bueno tenerlos a mano como compañía.

1 sobre (21⁄2 cucharadas) de levadura seca activa o 2 cucharaditas de levadura instantánea

1 taza de agua tibia (100 ° a 110 ° F)

1⁄2 taza de manteca de cerdo, derretida y enfriada, o aceite de oliva

31⁄2 tazas de harina para todo uso sin blanquear

2 cucharaditas de sal

2 cucharaditas de pimienta negra recién molida

1 taza de almendras finamente picadas

1. Espolvorea la levadura sobre el agua. Deje reposar hasta que la levadura esté cremosa, aproximadamente 2 minutos. Revuelva hasta que la levadura se disuelva.

2. En un tazón grande, combine la harina, la sal y la pimienta. Agregue la mezcla de levadura y la manteca de cerdo. Revuelva hasta que se forme una masa suave. Coloque la masa sobre una superficie ligeramente enharinada y amase hasta que quede suave y elástica, aproximadamente 10 minutos. Amasar las almendras.

3. Forma la masa en una bola. Cubra la masa con un bol volteado y déjela reposar en un lugar cálido hasta que se duplique, aproximadamente 1 hora.

4. Coloque 2 parrillas en el centro del horno. Precalienta el horno a 350 ° F. Presione la masa hacia abajo para eliminar las burbujas de aire. Corta la masa por la mitad, luego corta cada mitad por la mitad nuevamente, luego cada cuarto por la mitad para hacer 8 piezas iguales. Manteniendo la masa restante cubierta, divida 1 pieza en 4 piezas iguales. Enrolle cada pieza en una cuerda de 6 pulgadas. Gira cada cuerda 3 veces, luego dale forma de anillo, pellizcando los extremos para sellar. Coloque los anillos a una pulgada de distancia en dos bandejas para hornear sin engrasar. Repite con la masa restante.

5. Hornee los aros durante 1 hora o hasta que estén dorados y crujientes, girando los moldes aproximadamente a la mitad. Apaga el fuego y deja que los aros se enfríen y se sequen en el horno durante 1 hora.

6. Retirar del horno y transferir a rejillas de alambre para que se enfríe por completo. Almacenar en un recipiente hermético hasta por 1 mes.

Pizza casera

Pizza di Casa

Rinde de 6 a 8 porciones

Si visita una casa en el sur de Italia, este es el tipo de pizza que le servirán. Es bastante diferente del pastel redondo tipo pizzería.

Una pizza casera tiene aproximadamente 3⁄4 de pulgada de grosor cuando se hornea en una sartén grande. Debido a que la sartén está aceitada, el fondo se vuelve crujiente. Se hornea con solo una ligera pizca de queso rallado en lugar de mozzarella, que se volvería demasiado masticable si la pizza se sirviera a temperatura ambiente, como suele ser. Este tipo de pizza resistirá bien el recalentamiento.

Pruebe este pastel con salsa de salchicha o champiñones y agregue mozzarella u otro queso derretido si planea comerlo tan pronto como esté horneado.

Masa

1 sobre (21⁄2 cucharadas) de levadura seca activa o 2 cucharaditas de levadura instantánea

11⁄4 tazas de agua tibia (100 ° a 110 ° F)

Aproximadamente 31⁄2 tazas de harina para todo uso sin blanquear

2 cucharaditas de sal

2 cucharadas de aceite de oliva

Adición

1 receta (aproximadamente 3 tazas) Salsa Pizzaiola

11/2 taza de Pecorino Romano recién rallado

Aceite de oliva

1. Prepara la masa: Espolvorea la levadura sobre el agua. Deje reposar hasta que la levadura esté cremosa, aproximadamente 2 minutos. Revuelva hasta que la levadura se disuelva.

2. En un tazón grande, combine 31/2 tazas de harina y sal. Agrega la mezcla de levadura y el aceite de oliva. Revuelva con una cuchara de madera hasta que se forme una masa suave. Coloque la masa sobre una superficie ligeramente enharinada y amase hasta que quede suave y elástica, agregando más harina si es necesario para hacer una masa húmeda pero no pegajosa, aproximadamente 10 minutos. (O haga la masa en una batidora de trabajo pesado, procesador de alimentos o máquina de pan siguiendo las instrucciones del fabricante).

3. Cubra ligeramente un tazón grande con aceite. Coloca la masa en el bol, dándole la vuelta una vez para engrasar la parte superior. Cubra con una envoltura de plástico. Colóquelo en un lugar cálido y sin corrientes de aire y déjelo crecer hasta que se duplique, aproximadamente una hora y media.

4. Coloque una rejilla en el centro del horno. Engrase un molde para panecillos de gelatina de 15 × 10 × 1 pulgada. Aplana suavemente la masa. Coloque la masa en el centro de la sartén y estírela y déle palmaditas para que quepa. Cúbralo con una envoltura de plástico y déjelo crecer unos 45 minutos, o hasta que esté hinchado y casi duplique su volumen.

5. Mientras la masa se eleva en la sartén, prepare la salsa. Precalienta el horno a 450 ° F. Con las yemas de los dedos, presione firmemente la masa para hacer hoyuelos a intervalos de 1 pulgada en toda la superficie. Extienda la salsa sobre la masa, dejando un borde de 1/2 pulgada alrededor. Hornea 20 minutos.

6. Espolvorea con el queso. Rocíe con aceite. Regrese la pizza al horno y hornee por 5 minutos, o hasta que el queso se derrita y la corteza esté dorada. Cortar en cuadritos y servir caliente oa temperatura ambiente.

Masa de pizza estilo napolitano

Rinde suficiente para cuatro pizzas de 9 pulgadas

En Nápoles, donde hacer pizza es una forma de arte, la base de pizza ideal es masticable y solo ligeramente crujiente, lo suficientemente flexible como para que se pueda doblar sin que se agriete. Las pizzas napolitanas no son espesas ni apelmazadas ni finas y crujientes.

Para lograr el equilibrio correcto con el tipo de harina disponible en los Estados Unidos, se necesita una combinación de harina para pasteles suave y baja en gluten y harina para todo uso más dura y con alto contenido de gluten. Para una corteza más crujiente, aumente la cantidad de harina para todo uso y disminuya proporcionalmente la cantidad de harina para pastel. La harina de pan, que tiene un alto contenido de gluten, haría que la corteza de la pizza se endureciera demasiado.

La masa de pizza se puede mezclar y amasar en una batidora eléctrica o procesador de alimentos de alta resistencia o incluso en una máquina de pan. Para obtener una textura real de pizzería, hornee los pasteles directamente sobre una piedra para hornear o baldosas de cantera sin esmaltar, disponibles en las tiendas de utensilios de cocina.

Esta receta rinde suficiente para cuatro pizzas. En Nápoles, todos obtienen su propia pizza, pero debido a que es difícil hornear más de un pastel a la vez en un horno doméstico, corto cada pastel en gajos para servir.

1 cucharadita de levadura seca activa o levadura instantánea

1 taza de agua tibia (100 a 110 ° F)

1 taza de harina para pastel simple (no leudante)

Aproximadamente 3 tazas de harina para todo uso sin blanquear

2 cucharaditas de sal

1. Espolvorea la levadura sobre el agua. Deje reposar hasta que la levadura esté cremosa, aproximadamente 2 minutos. Revuelva hasta que la levadura se disuelva.

2. En un tazón grande, combine las dos harinas y la sal. Agrega la mezcla de levadura y revuelve hasta que se forme una masa suave. Coloque la masa sobre una superficie ligeramente enharinada y amase hasta que quede suave y elástica, agregando más harina según sea necesario para hacer una masa húmeda pero no pegajosa, aproximadamente 10 minutos. (O haga la masa en una batidora de trabajo pesado, procesador de alimentos o máquina de pan siguiendo las instrucciones del fabricante).

3. Forma la masa en una bola. Colóquelo sobre una superficie enharinada y cúbralo con un bol volteado. Deje reposar aproximadamente una hora y media a temperatura ambiente o hasta que duplique.

4. Destape la masa y elimine las burbujas de aire. Corta la masa por la mitad o en cuartos, según el tamaño de las pizzas que vayas a preparar. Forma una bola con cada pieza. Coloque las bolas a varias pulgadas de distancia sobre una superficie enharinada y cúbralas con una toalla o envoltura de plástico. Deje reposar durante 1 hora o hasta que se duplique.

5. Espolvoree ligeramente su superficie de trabajo con harina. Acaricie y estire una pieza de masa en un círculo de 9 a 12 pulgadas, de aproximadamente 1/4 de pulgada de grosor. Deja el borde de la masa un poco más grueso.

6. Espolvorea generosamente una cáscara de pizza o una bandeja para hornear sin rebordes con harina. Coloca con cuidado el círculo de masa sobre la cáscara. Agite la cáscara para asegurarse de que la masa no se pegue. Si es así, levante la masa y agregue más harina a la cáscara. La masa está lista para cubrirse y hornearse según su receta.

Pizza de mozzarella, tomate y albahaca

Pizza Margherita

Hace cuatro pizzas de 9 pulgadas o dos pizzas de 12 pulgadas

Los napolitanos llaman a esta pizza clásica, hecha con mozzarella, salsa de tomate natural y albahaca, pizza Margherita en honor a una hermosa reina que disfrutó de la pizza en el siglo XIX.

1 receta Masa de pizza napolitana, preparado a través del paso 6

21⁄2 tazasSalsa marinara, a temperatura ambiente

12 onzas de mozzarella fresca, en rodajas finas

Parmigiano-Reggiano recién rallado, opcional

Aceite de oliva virgen extra

8 hojas frescas de albahaca

1. Prepara la masa y la salsa, si es necesario. Luego, de 30 a 60 minutos antes de hornear, coloque una piedra para pizza o baldosas de cantera sin esmaltar o una bandeja para hornear en una rejilla en el nivel más bajo del horno. Encienda el horno al máximo: 500 ° o 550 ° F.

2. Extienda la masa con una fina capa de salsa, dejando un borde de 1/2 pulgada alrededor. Coloque la mozzarella encima y espolvoree con el queso rallado, si lo usa.

3. Abra el horno y deslice suavemente la masa de la cáscara inclinándola ligeramente hacia la parte posterior de la piedra y sacudiéndola suavemente hacia adelante y luego hacia atrás. Hornea la pizza de 6 a 7 minutos o hasta que la masa esté crujiente y dorada.

4. Transfiera a una tabla de cortar y rocíe con un poco de aceite de oliva extra virgen. Corta 2 hojas de albahaca en trozos y espárcelas sobre la pizza. Cortar en gajos y servir inmediatamente. Haz más pizzas de la misma forma con el resto de ingredientes.

Variación: Cubra la pizza horneada con rúcula fresca picada y jamón en rodajas.

Pizza de tomate, ajo y orégano

Pizza Marinara

Hace cuatro pizzas de 9 pulgadas o dos de 12 pulgadas

Aunque consumen muchos tipos diferentes de pizza en Nápoles, la asociación oficial de pizzeros napolitanos sanciona solo dos tipos de pizza como auténtica, es decir, la auténtica. Pizza de mozzarella, tomate y albahaca, llamada así por una amada reina, es una, y la otra es pizza marinara, que a pesar de su nombre (marinara que significa "del marinero") se elabora sin mariscos. Sin embargo, si pides este tipo de pizza en Roma en lugar de Nápoles, es probable que tenga anchoas.

Masa de pizza estilo napolitano, preparado a través del paso 6

21⁄2 tazasSalsa marinara, a temperatura ambiente

1 lata de anchoas, escurridas (opcional)

Orégano seco, desmenuzado

3 dientes de ajo, en rodajas finas

Aceite de oliva virgen extra

1. Prepara la masa y la salsa, si es necesario. Luego, de 30 a 60 minutos antes de hornear, coloque una piedra para pizza, baldosas de cantera sin esmaltar o una bandeja para hornear en una rejilla en el nivel más bajo del horno. Encienda el horno al máximo: 500 ° o 550 ° F.

2. Extienda la masa con una fina capa de salsa, dejando un borde de 1/2 pulgada alrededor. Coloca las anchoas encima. Espolvorea con el orégano y esparce el ajo por encima.

3. Abra el horno y deslice suavemente la masa de la cáscara inclinándola hacia la parte posterior de la piedra y sacudiéndola suavemente hacia adelante y luego hacia atrás. Hornea la pizza de 6 a 7 minutos o hasta que la masa esté crujiente y dorada.

4. Transfiera a una tabla de cortar y rocíe con un poco de aceite de oliva extra virgen. Cortar en gajos y servir inmediatamente. Haga más pizzas con los ingredientes restantes.

Antes de hornear, cubra esta pizza con pepperoni en rodajas finas y pimientos picantes en escabeche escurridos.

Pizza con Hongos Silvestres

Pizza alla Boscaiola

Hace cuatro pizzas de 9 pulgadas

En Piamonte, unos amigos enólogos nos llevaron a mi marido y a mí a una pizzería abierta por un hombre de Nápoles. Nos preparó una pizza cubierta con dos ingredientes locales, Fontina Valle d'Aosta, un queso aterciopelado de leche de vaca y champiñones frescos porcini. El queso se derritió maravillosamente y complementó el sabor amaderado de los champiñones. Aunque los porcini frescos son difíciles de conseguir en los Estados Unidos, esta pizza todavía está bien hecha con otros tipos de hongos.

Masa de pizza estilo napolitano, preparado a través del paso 6

3 cucharadas de aceite de oliva extra virgen

1 diente de ajo, en rodajas finas

1 libra de champiñones surtidos, como champiñones blancos, shiitake y ostra (o use solo champiñones blancos), recortados y en rodajas

1/2 cucharadita de tomillo fresco picado o una pizca de tomillo seco, desmenuzado

Sal y pimienta negra recién molida

2 cucharadas de perejil fresco picado

8 onzas de Fontina Valle d'Aosta, Asiago o mozzarella, en rodajas finas

1. Prepara la masa, si es necesario. Luego, de 30 a 60 minutos antes de hornear, coloque una piedra para pizza, baldosas de cantera sin esmaltar o una bandeja para hornear en una rejilla en el nivel más bajo del horno. Encienda el horno al máximo: 500 ° o 550 ° F.

2. En una sartén grande, calienta el aceite con el ajo a fuego medio. Agregue los champiñones, el tomillo y la sal y pimienta al gusto y cocine, revolviendo con frecuencia, hasta que el jugo de los champiñones se evapore y los champiñones se doren, aproximadamente 15 minutos. Agrega el perejil y retira del fuego.

3. Extienda las rodajas de queso sobre la masa, dejando un borde de 1 pulgada alrededor. Cubra con los champiñones.

4. Abra el horno y deslice suavemente la masa de la cáscara inclinándola hacia la piedra y sacudiéndola suavemente hacia adelante y luego hacia atrás. Hornea la pizza de 6 a 7 minutos o hasta que la masa esté crujiente y dorada. Rociar con un poco de aceite de oliva extra virgen.

5. Transfiera a una tabla de cortar y rocíe con un poco de aceite de oliva extra virgen. Cortar en gajos y servir inmediatamente. Haga más pizzas con los ingredientes restantes.

Calzoni

Rinde 4 calzoni

En las calles de Spaccanapoli, la parte antigua de Nápoles, es posible que tenga la suerte de encontrarse con un vendedor ambulante que prepara calzoni. La palabra significa "calcetín grande", una descripción adecuada de este pastel relleno. Un calzone se hace con un círculo de masa de pizza doblada como un rollo alrededor del relleno. Los vendedores ambulantes los fríen en grandes ollas de aceite hirviendo colocadas sobre estufas portátiles. En las pizzerías, los calzoni generalmente se hornean.

1 sobre (21⁄2 cucharaditas) de levadura seca activa o 2 cucharaditas de levadura instantánea

1 1⁄3 tazas de agua tibia (100 ° a 110 ° F)

Aproximadamente 31⁄2 tazas de harina para todo uso sin blanquear

2 cucharaditas de sal

2 cucharadas de aceite de oliva, y más para cepillar la parte superior

Relleno

1 libra de ricotta de leche entera o parcialmente descremada

8 onzas de mozzarella fresca, picada

4 onzas de prosciutto, salami o jamón, picado

1/2 taza de Parmigiano-Reggiano recién rallado

1. En un tazón grande, espolvorea la levadura sobre el agua. Deje reposar hasta que la levadura esté cremosa, aproximadamente 2 minutos. Revuelva hasta que la levadura se disuelva.

2. Agrega 31/2 tazas de harina, la sal y las 2 cucharadas de aceite de oliva. Revuelva con una cuchara de madera hasta que se forme una masa suave. Coloque la masa sobre una superficie ligeramente enharinada y amase, agregando más harina si es necesario, hasta que quede suave y elástica, aproximadamente 10 minutos.

3. Cubra ligeramente un tazón grande con aceite. Coloca la masa en el bol, dándole la vuelta para engrasar la parte superior. Cubra con una envoltura de plástico. Coloque en un lugar cálido y sin corrientes de aire y deje crecer hasta que duplique su volumen, aproximadamente 1 hora y media.

4. Aplana la masa con el puño. Corta la masa en 4 trozos. Forma una bola con cada pieza. Coloque las bolas a varias pulgadas de distancia sobre una superficie ligeramente enharinada. Cubra

sin apretar con una envoltura de plástico y deje crecer hasta que duplique su volumen, aproximadamente 1 hora.

5. Mientras tanto, mezcle los ingredientes del relleno hasta que estén bien mezclados.

6. Coloque dos rejillas en el centro del horno. Precalienta el horno a 425 ° F. Engrase 2 bandejas para hornear grandes.

7. En una superficie ligeramente enharinada con un rodillo, extienda una pieza de masa en un círculo de 9 pulgadas. Coloque una cuarta parte del relleno en la mitad del círculo, dejando un borde de 1/2 pulgada para sellar. Doble la masa para encerrar el relleno, presionando el aire. Apriete los bordes firmemente para sellar. Luego dobla el borde y vuelve a sellar. Coloque el calzone en una de las bandejas para hornear. Repita con la masa restante y el relleno, colocando los calzoni a varios centímetros de distancia.

8. Haga una pequeña hendidura en la parte superior de cada calzone para permitir que salga el vapor. Unte la parte superior con aceite de oliva.

9. Hornee de 35 a 40 minutos o hasta que esté crujiente y dorado, girando los moldes aproximadamente a la mitad. Deslizar sobre una rejilla para enfriar 5 minutos. Servir caliente.

Variación: Rellene los calzoni con una combinación de ricotta, queso de cabra, ajo y albahaca, o sirva los calzoni cubiertos con salsa de tomate.

Buñuelos de Anchoa

Crispeddi di Alici

Hace 12

Estos pequeños panecillos rellenos de anchoas son los favoritos en todo el sur de Italia. Crispeddi es un nombre de Calabria; Los sicilianos los llaman fanfarichi o simplemente pasta fritta, "masa frita". La familia siciliana de mi marido siempre los comía en Nochevieja, mientras que otras familias los disfrutan durante la Cuaresma.

1 sobre (21⁄2 cucharaditas) de levadura seca activa o 2 cucharaditas de levadura instantánea

1 1⁄3 tazas de agua tibia (100 ° a 110 ° F)

Aproximadamente 31⁄2 tazas de harina para todo uso sin blanquear

2 cucharaditas de sal

1 lata (2 onzas) de filetes de anchoa planos, escurridos y secados

Aproximadamente 4 onzas de mozzarella, cortada en tiras de 1⁄2 pulgada de grosor

Aceite vegetal para freír

1. Espolvorea la levadura sobre el agua. Deje reposar hasta que la levadura esté cremosa, aproximadamente 2 minutos. Revuelva hasta que la levadura se disuelva.

2. En un tazón grande, combine 31/2 tazas de harina y la sal. Agrega la mezcla de levadura y revuelve hasta que se forme una masa suave. Coloque la masa sobre una superficie ligeramente enharinada y amase, agregando más harina si es necesario, hasta que quede suave y elástica, aproximadamente 10 minutos.

3. Engrase un tazón grande. Coloca la masa en el bol, dándole la vuelta una vez para engrasar la parte superior. Cubra con una envoltura de plástico. Coloque en un lugar cálido y sin corrientes de aire y deje crecer hasta que duplique su volumen, aproximadamente 1 hora.

4. Aplana la masa para eliminar las burbujas de aire. Corta la masa en 12 trozos. Coloque 1 pieza sobre una superficie ligeramente enharinada, manteniendo tapadas las piezas restantes.

5. Estire la masa en un círculo de aproximadamente 5 pulgadas de diámetro. Coloque un trozo de anchoa y un trozo de mozzarella en el centro del círculo. Levanta los bordes de la masa y presiónalos juntos alrededor del relleno, formando una punta como un monedero. Aplana la punta, presionando el aire.

Apriete la costura para sellarla herméticamente. Repite con el resto de ingredientes.

6. Cubra una bandeja con toallas de papel. Vierta suficiente aceite para alcanzar 1/2 pulgada de profundidad en una sartén grande y pesada. Calienta el aceite a fuego medio. Agregue algunos rollos a la vez, colocándolos con la costura hacia abajo. Freír los panecillos, aplanándolos con el dorso de una espátula, hasta que estén dorados, unos 2 minutos por cada lado. Escurrir sobre las toallas de papel. Espolvorea con sal.

7. Fríe los rollitos restantes de la misma forma. Deje que se enfríe un poco antes de servir.

Nota:*Tenga cuidado cuando los muerda; el interior permanece muy caliente mientras que el exterior se enfría.*

Rotaciones de tomate y queso

Panzerotti Pugliese

Hace 16 pérdidas de balón

Pequeñas empanadas similares a los buñuelos de anchoa anteriores son una especialidad de Dora Marzovilla, que viene de Puglia. Los hace todos los días para el restaurante de su familia, I Trulli, en la ciudad de Nueva York. Estos se pueden hacer con o sin anchoas.

1 receta de masa para buñuelos (de Buñuelos de Anchoa)

3 tomates ciruela, sin semillas y picados

Sal

4 onzas de mozzarella fresca, cortada en 16 trozos

Aceite vegetal para freír

1. Prepara la masa. Luego, corta los tomates por la mitad y exprime el jugo y las semillas. Picar los tomates y condimentarlos con sal y pimienta.

2. Corta la masa en cuartos. Corta cada cuarto en 4 pedazos. Manteniendo la masa restante cubierta, extienda una pieza en un círculo de 4 pulgadas. Coloque 1 cucharadita de tomates y un trozo de mozzarella a un lado del círculo. Dobla la otra mitad de la masa sobre el relleno para formar una media luna. Presione el aire y junte los bordes para sellar. Engarce los bordes firmemente con un tenedor.

3. Cubra una bandeja con toallas de papel. En una cacerola pesada profunda o una freidora, caliente al menos 1 pulgada de aceite a 375 ° F en un termómetro para freír, o hasta que una pieza de pan de 1 pulgada se dore en 1 minuto. Coloque con cuidado las empanadas unas pocas a la vez en el aceite caliente. Deje suficiente espacio entre ellos para que no se toquen. Voltee las empanadas una o dos veces y cocine hasta que estén doradas, aproximadamente 2 minutos por lado.

4. Transfiera las empanadas a las toallas de papel para que escurran. Espolvorea con sal. Servir caliente.

Nota: *Tenga cuidado cuando los muerda; el interior permanece muy caliente mientras que el exterior se enfría.*

Pastel de Pascua

Pizza Rustica o Pizza Chiene

Rinde 12 porciones

La mayoría de los italianos del sur preparan una versión u otra de este rico y sabroso pastel para Pascua. Algunas de las tartas están hechas con una masa de levadura y otras usan una masa de tarta endulzada. A menudo se agregan huevos duros al relleno, y cada cocinero tiene su propia combinación favorita de quesos y embutidos. Así hacía mi abuela el pastel de Pascua.

Pizza rustica también se conoce como pizza chiene (pronunciado "pizza gheen"), una forma dialectal de pizza ripiene, que significa pastel "relleno" o "completo". Por lo general, se come en el picnic del lunes de Pascua que las familias planean para celebrar la llegada de la primavera. Debido a que es tan rico, una pequeña rebanada es muy útil.

Corteza

4 tazas de harina para todo uso sin blanquear

11⁄2 cucharaditas de sal

11/2 taza de manteca vegetal sólida

11/2 taza (1 barra) de mantequilla sin sal, enfriada y cortada en trozos

2 huevos grandes, batidos

3 a 4 cucharadas de agua helada

Relleno

8 onzas de salchicha italiana dulce, sin tripa

3 huevos grandes, ligeramente batidos

1 taza de Parmigiano-Reggiano o Pecorino Romano recién rallado

2 libras de ricotta entera o parcialmente descremada, escurrida durante la noche (vea el recuadro Drenar la ricota)

8 onzas de mozzarella fresca, cortada en cubos pequeños

4 onzas de prosciutto, cortado en cubos pequeños

4 onzas de jamón cocido, cortado en cubos pequeños

4 onzas de sopressata, cortada en cubos pequeños

Vidriar

1 huevo, ligeramente batido

1. Prepara la corteza: Combina la harina y la sal en un bol. Corta la manteca y la mantequilla con una batidora de repostería o un tenedor hasta que la mezcla se asemeje a migas grandes. Agrega los huevos y revuelve hasta que se forme una masa suave. Recoge un poco de la mezcla con la mano y apriétala rápidamente hasta que se mantenga unida. Repita con el resto de la masa hasta que los ingredientes se mantengan unidos y se formen una bola suave. Si la mezcla parece demasiado seca y quebradiza, agregue un poco de agua helada. Reúna la masa en dos discos, uno tres veces más grande que el otro. Envuelva cada disco en una envoltura de plástico. Refrigere 1 hora hasta toda la noche.

2. Para hacer el relleno, cocine la carne de la salchicha en una sartén pequeña a fuego medio, revolviendo ocasionalmente, hasta que ya no esté rosada, aproximadamente 10 minutos. Retire la carne con una espumadera. Pica la carne en una tabla.

3. En un tazón grande, bata los huevos y el parmigiano hasta que estén bien mezclados. Agregue la ricotta, la carne de salchicha, la mozzarella y las carnes en cubitos.

4. Coloque la rejilla del horno en el tercio inferior del horno. Precalienta el horno a 375 ° F. En una superficie ligeramente enharinada con un rodillo enharinado, extienda el trozo grande

de masa para formar un círculo de 14 pulgadas. Coloque la masa sobre el rodillo. Transfiera la masa a un molde desmontable de 9 pulgadas, presionándola suavemente contra el fondo y los lados del molde. Vierta el relleno en la sartén.

5. Estire el trozo de masa restante en un círculo de 9 pulgadas. Con una rueda de pastelería estriada, corta la masa en tiras de 1/2 pulgada. Coloque la mitad de las tiras a una pulgada de distancia sobre el relleno. Gire la sartén una cuarta parte y coloque las tiras restantes encima, formando un patrón de celosía. Pellizque los bordes de las capas superior e inferior de masa para sellar. Unte la masa con el glaseado de huevo.

6. Hornea la tarta de 1 a 11/4 horas o hasta que la corteza esté dorada y el relleno esté inflado. Enfríe el pastel en el molde sobre una rejilla de alambre durante 10 minutos. Retire los lados de la sartén y deje enfriar por completo. Sirva tibio oa temperatura ambiente. Cúbralo bien y guárdelo en el refrigerador hasta por 3 días.

Ensalada De Arroz Y Camarones

Insalata di Riso con Gamberi

Rinde 4 porciones

Fiumicino, en las afueras de Roma, es mejor conocido como la ubicación de uno de los aeropuertos más grandes de Italia, llamado así por el artista Leonardo Da Vinci. Pero Fiumicino también es un puerto marítimo, donde a los romanos les gusta ir en verano para disfrutar de la brisa fresca y comer en uno de los excelentes restaurantes de mariscos a lo largo de la costa. En Bastianelli al Molo, nos sentamos en la terraza bajo una gran sombrilla blanca y miramos el mar. Tuve una comida de varios platos que incluía esta sencilla ensalada de arroz y camarones.

El arroz de grano largo cocido se endurece cuando se refrigera, así que prepare esta ensalada poco antes de que planee servirla.

2 tazas de arroz de grano largo

1/3 taza de aceite de oliva extra virgen

3 cucharadas de jugo de limón fresco

1 libra de camarones medianos, sin cáscara y desvenados

1 manojo de rúcula

2 tomates medianos, cortados en gajos

1. Pon a hervir 4 tazas de agua en una cacerola grande. Agrega el arroz y 1 cucharadita de sal. Revuelva bien. Reduzca el fuego a bajo, cubra la sartén y cocine hasta que el arroz esté tierno, de 16 a 18 minutos. Vierta el arroz en un tazón grande para servir.

2. En un tazón pequeño, mezcle el aceite, el jugo de limón y la sal y pimienta al gusto. Agrega la mitad del aderezo al arroz y deja enfriar.

3. Recorta los tallos duros de la rúcula y desecha las hojas amarillentas o magulladas. Lave la rúcula en varios cambios de agua fría. Secar muy bien. Corta la rúcula en trozos pequeños.

4. Ponga a hervir 2 litros de agua en una cacerola mediana. Agrega los camarones y la sal al gusto. Deje hervir a fuego lento y cocine hasta que los camarones estén rosados y recién cocidos, aproximadamente 2 minutos. Escurrir y enfriar con agua corriente.

5. Corta los camarones en trozos pequeños. Agrega los camarones y la rúcula al arroz. Agrega el resto del aderezo y revuelve bien.

Pruebe y ajuste la sazón. Decora con los tomates. Servir inmediatamente.

Ensalada de camarones, naranja y anchoas

Insalata di Gamberi, Arancia, e Acciughe

Rinde 4 porciones

Uno de mis restaurantes venecianos favoritos es La Corte Sconta, "el patio escondido". A pesar de su nombre, no es demasiado difícil de encontrar, ya que es una trattoria muy popular, que sirve un menú fijo de todos los platos de mariscos. Esta ensalada, picante con mostaza de Dijon, está inspirada en una que comí allí.

1 cebolla morada pequeña, finamente rebanada

2 cucharaditas de mostaza de Dijon

1 diente de ajo, ligeramente triturado

4 cucharaditas de jugo de limón fresco

[1]1/4 taza de aceite de oliva extra virgen

1 cucharadita de romero fresco picado

Sal y pimienta negra recién molida

24 camarones grandes, pelados y desvenados

4 naranjas navel, peladas, sin la médula blanca y cortadas en rodajas

1 lata (2 onzas) de filetes de anchoa, escurridos

1. Coloque la cebolla en un tazón mediano con agua muy fría para cubrir. Deje reposar 10 minutos. Escurrimos la cebolla y volvemos a tapar con agua muy fría y dejamos reposar 10 minutos más. (Esto hará que el sabor de la cebolla sea menos fuerte). Seque la cebolla.

2. En un tazón grande, mezcle la mostaza, el ajo, el jugo de limón, el aceite y el romero con sal y pimienta negra recién molida al gusto.

3. En una cacerola mediana con agua, hierva a fuego medio. Agrega los camarones y la sal al gusto. Cocine hasta que los camarones se pongan rosados y estén bien cocidos, aproximadamente 2 minutos, dependiendo de su tamaño. Escurrir y enfriar con agua corriente.

4. Agregue los camarones al tazón con el aderezo y mezcle bien. Coloca los berros en platos para servir. Cubra con las rodajas de naranja. Vierta los camarones y el aderezo sobre las naranjas. Esparcir las rodajas de cebolla encima. Servir inmediatamente.

Ensalada de sardina y rúcula

Insalata con le Sarde

Rinde 2 porciones

Esta ensalada se basa en una que probé en Roma que se sirvió sobre una gruesa rebanada de pan tostado y se sirvió como bruschetta. Aunque me gustó la combinación, era difícil de comer. Prefiero servir el pan como acompañamiento. Las sardinas enlatadas envasadas en aceite de oliva tienen un delicioso sabor ahumado que agrega mucho a esta simple ensalada.

1 manojo grande de rúcula

2 cucharadas de aceite de oliva

1 cucharada de jugo de limón fresco

Sal y pimienta negra recién molida

1⁄2 taza de aceitunas negras curadas, sin hueso y cortadas en 2 o 3 piezas

1 lata (3 onzas) de sardinas en aceite de oliva

2 cebollas verdes, cortadas en rodajas finas

4 rebanadas de pan italiano tostado

1. Recorta los tallos duros de la rúcula y desecha las hojas amarillentas o magulladas. Lave la rúcula en varios cambios de agua fría. Secar muy bien. Corta la rúcula en trozos pequeños.

2. En un tazón grande, mezcle el aceite, el jugo de limón y la sal y pimienta al gusto. Agregue la rúcula, las aceitunas, las sardinas y las cebolletas y mezcle bien. Pruebe y ajuste la sazón.

3. Sirve inmediatamente con el pan tostado.

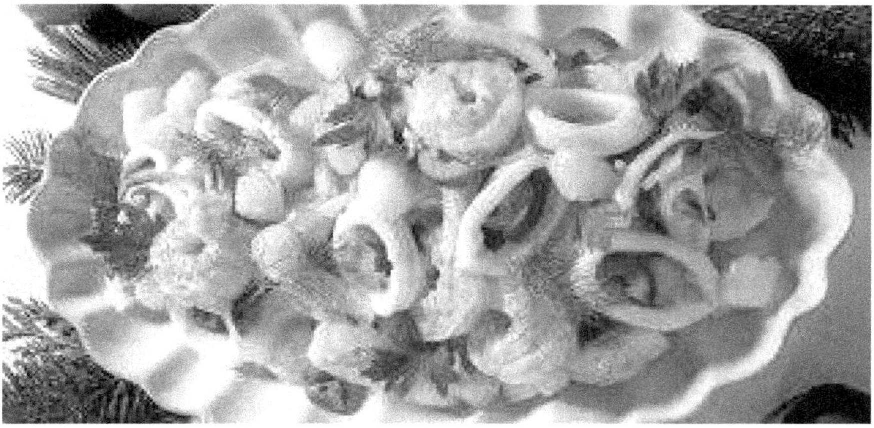

Ensalada de vieiras a la parrilla

Insalata di Capesante alla Griglia

Rinde de 3 a 4 porciones.

Las vieiras grandes y regordetas son deliciosas a la parrilla y se sirven sobre una cama de tiernas verduras y tomates. Las vieiras se pueden cocinar en una parrilla al aire libre, pero hago esta ensalada durante todo el año, por lo que cocino las vieiras con mayor frecuencia en una sartén para parrilla. Esta ensalada está inspirada en una que he disfrutado a menudo en I Trulli Restaurant and Enoteca en Nueva York.

Aceite de oliva

1 libra de vieiras grandes, enjuagadas

2 cucharadas de jugo de limón fresco

Sal y pimienta negra recién molida

2 cucharadas de albahaca fresca picada

1 cucharada de menta fresca picada

2 tomates maduros grandes, cortados en trozos pequeños

6 tazas de hojas verdes tiernas para ensalada, cortadas en trozos pequeños

1. Caliente una sartén para grill a fuego medio-alto hasta que una gota de agua chisporrotee al caer sobre la superficie. Cepille la sartén ligeramente con aceite.

2. Seque las vieiras y colóquelas en la sartén. Cocine hasta que las vieiras estén ligeramente doradas, aproximadamente 2 minutos. Voltee las vieiras y cocine hasta que estén doradas y ligeramente translúcidas en el centro, de 1 a 2 minutos más.

3. En un tazón grande, mezcle el jugo de limón con 3 cucharadas de aceite. Agregue las vieiras y mezcle bien. Deje reposar 5 minutos, revolviendo una o dos veces.

4. Agregue las hierbas y los tomates a las vieiras y revuelva suavemente.

5. Coloca la lechuga en platos para servir. Cubra con la mezcla de vieiras y sirva inmediatamente.

Ensalada de cangrejo veneciano

Insalata di Granseola

Rinde 6 porciones

Venecia tiene muchos bares de vinos, llamados bacari, donde la gente se reúne para encontrarse con amigos y degustar una copa de vino y pequeños platos de comida. Esta delicada ensalada hecha de cangrejos grandes llamada granseole a menudo se sirve como aderezo para crostini. En restaurantes más formales, lo encontrará servido elegantemente en tazas de achicoria. Es un buen entrante para una comida de verano.

2 cucharadas de perejil fresco picado

[1]1/4 taza de aceite de oliva extra virgen

2 cucharadas de jugo de limón fresco

Sal y pimienta negra recién molida al gusto.

1 libra de carne de cangrejo fresca, recortada

Hojas de radicchio

1. En un tazón mediano, mezcle el perejil, el aceite, el jugo de limón y la sal y pimienta al gusto. Agrega la carne de cangrejo y revuelve bien. Gusto por condimentar.

2. Coloca las hojas de achicoria en platos para servir. Coloque la ensalada sobre las hojas. Servir inmediatamente.

Ensalada de Calamares con Rúcula y Tomates

Insalata di Calamari

Rinde 6 porciones

Los cortes entrecruzados en la superficie de los calamares (calamares) hacen que los trozos se enrollen con fuerza mientras se cocinan. Esto no solo ablanda los calamares, sino que también los hace muy atractivos.

Para obtener el mejor sabor, deje un buen tiempo de marinado. Puedes preparar los calamares con hasta tres horas de anticipación.

11⁄2 libras de calamares limpios (calamares)

2 dientes de ajo picados

2 cucharadas de perejil fresco picado

5 cucharadas de aceite de oliva

2 cucharadas de jugo de limón fresco

Sal y pimienta negra recién molida

1 manojo grande de rúcula

1 cucharada de vinagre balsámico

1 taza de tomates cherry o uva, cortados por la mitad

1. Corta los calamares a lo largo y ábrelos planos. Con un cuchillo afilado, marque los cuerpos, haciendo líneas diagonales con una separación de aproximadamente 1/4 de pulgada. Gire el cuchillo y haga líneas diagonales en la dirección opuesta, formando un patrón entrecruzado. Corta cada calamar en cuadrados de 2 pulgadas. Corta la base de cada grupo de tentáculos por la mitad. Enjuagar y escurrir los trozos y ponerlos en un bol.

2. Agregue el ajo, el perejil, 2 cucharadas de aceite de oliva, el jugo de limón y sal y pimienta al gusto, y mezcle bien. Cubra y deje marinar hasta 3 horas antes de cocinar.

3. Transfiera los calamares y la marinada a una sartén grande. Cocine a fuego medio-alto, revolviendo con frecuencia, solo hasta que los calamares estén opacos, aproximadamente 5 minutos.

4. Recorta los tallos duros de la rúcula y desecha las hojas amarillentas o magulladas. Lave la rúcula en varios cambios de agua fría. Secar muy bien. Corta la rúcula en trozos pequeños. Coloca la rúcula en una fuente.

5. En un tazón pequeño, mezcle las 3 cucharadas restantes de aceite y vinagre, y sal y pimienta al gusto. Vierta sobre la rúcula y mezcle bien. Coloca el calamar sobre la rúcula. Esparcir los tomates encima y servir de inmediato.

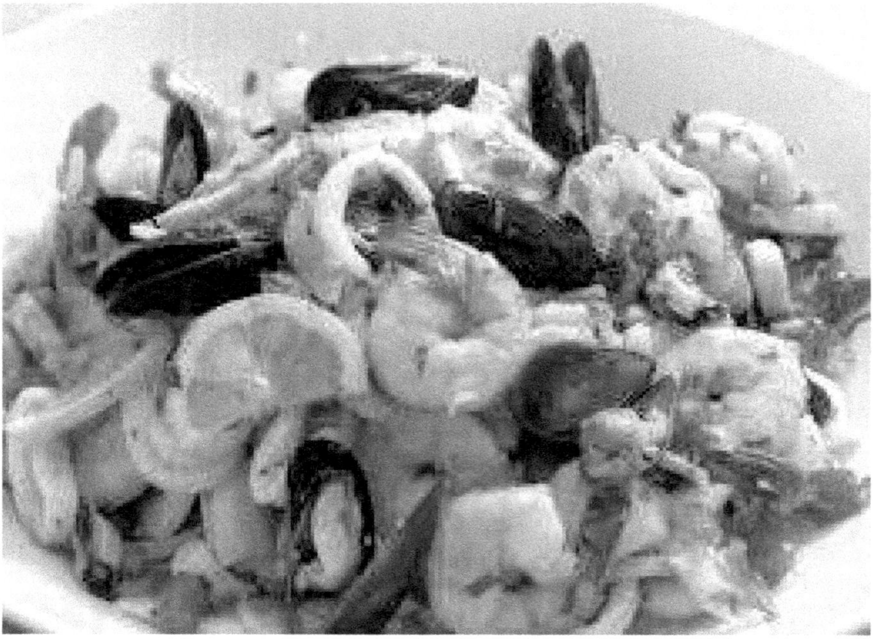

Ensalada de langosta

Insalata di Aragosta

Rinde de 4 a 6 porciones

Cerdeña es famosa por sus mariscos, especialmente las langostas, conocidas como astice, y los camarones dulces. Mi esposo y yo comimos esta ensalada fresca en una pequeña trattoria junto al mar en Alghero mientras veíamos a los pescadores reparar sus redes para el trabajo del día siguiente. Uno se sentó en el muelle descalzo. Con los dedos de los pies, agarró un extremo de la red y la mantuvo tensa para que sus dos manos estuvieran libres para coser.

Esta ensalada puede ser una comida completa o un primer plato. Una botella de vernaccia sarda fría sería el acompañamiento perfecto.

Algunos mercados de pescado cocinarán las langostas al vapor por usted, lo que le ahorrará un paso.

4 langostas (alrededor de 11⁄4 libras cada una)

1 cebolla morada mediana, cortada por la mitad y en rodajas finas

6 hojas de albahaca

4 costillas de apio tiernas, en rodajas finas

Aproximadamente 1⁄2 taza de aceite de oliva extra virgen

2 a 3 cucharadas de jugo de limón fresco

Sal y pimienta negra recién molida

Hojas de lechuga

8 rebanadas finas de pan italiano crujiente

1 diente de ajo

3 tomates maduros grandes, cortados en gajos

1. Coloque una rejilla o una canasta vaporera en el fondo de una olla lo suficientemente grande como para contener las cuatro langostas. (Una olla de 8 o 10 cuartos de galón debería funcionar). Agregue agua hasta que llegue justo debajo de la rejilla. Lleva el agua a ebullición. Agrega las langostas y tapa la olla. Cuando el agua vuelva a hervir y salga vapor de la olla, cocine las langostas durante 10 minutos o más, según su tamaño. Transfiera las langostas a una fuente y déjelas enfriar.

2. Coloca la cebolla en un tazón pequeño y cúbrela con agua helada. Deje reposar 15 minutos. Reemplaza el agua y deja reposar 15 minutos más. Escurrir y secar.

3. Mientras tanto, retire la carne de langosta de las conchas. Romper las colas de langosta. Con unas tijeras para aves, retire la fina cáscara que cubre la carne de la cola. Golpea las garras con el lado romo del cuchillo para romperlas. Abre las garras. Retire la carne con los dedos. Corta la carne en rodajas finas y colócala en un tazón grande.

4. Apila las hojas de albahaca y córtalas transversalmente en tiras finas. Agrega la albahaca, el apio y la cebolla al bol con la langosta. Rocíe con 1/4 de taza de aceite y el jugo de limón, y espolvoree con sal y pimienta al gusto. Mezcle bien. Coloca la mezcla de langosta en cuatro platos forrados con hojas de lechuga.

5. Tostar el pan, luego frotarlo con un diente de ajo cortado. Rocíe la tostada con el aceite restante y espolvoree con sal. Adorne la fuente con las tostadas y las rodajas de tomate. Servir inmediatamente.

Ensalada toscana de atún y frijoles

Insalata di Tonno alla Toscana

Rinde 6 porciones

Los cocineros toscanos son famosos por su habilidad para cocinar los frijoles a la perfección. Tiernos, cremosos y llenos de sabor, los frijoles elevan un plato común a algo especial, como esta ensalada clásica. Si puede encontrarlo, compre ventresca di tonno, ventresca de atún, enlatada en buen aceite de oliva. La ventresca se considera la parte más fina del atún. Es más caro, pero lleno de sabor, con una textura carnosa.

3 cucharadas de aceite de oliva extra virgen

1 a 2 cucharadas de jugo de limón fresco

Sal y pimienta negra recién molida

3 tazas de frijoles cannellini cocidos o enlatados, escurridos

2 costillas de apio tiernas, en rodajas finas

1 cebolla morada pequeña, en rodajas muy finas

2 latas (7 onzas) de atún italiano envasado en aceite de oliva

2 o 3 endivias belgas, recortadas y separadas en lanzas

1. En un tazón mediano, mezcle el aceite, el jugo de limón y la sal al gusto y un generoso molido de pimienta.

2. Agrega los frijoles, el apio, la cebolla y el atún. Revuelva bien.

3. Coloca los tallos de escarola en una fuente. Cubra con la ensalada. Servir inmediatamente.

Ensalada de Atún con Cuscús

Insalata di Tonno e Cuscusu

Rinde 4 porciones

El cuscús se come en varias regiones italianas, incluidas partes de Sicilia y Toscana. Cada año, la ciudad siciliana de San Vito lo Capo alberga un festival de cuscús que atrae a cientos de miles de visitantes de todo el mundo. Tradicionalmente, el cuscús se cocina con una variedad de mariscos, carnes o verduras y se sirve caliente. Esta ensalada rápida de atún y cuscús es un plato moderno y satisfactorio.

1 taza de cuscús de cocción rápida

Sal

2 cucharadas de albahaca fresca picada

3 cucharadas de aceite de oliva

2 cucharadas de jugo de limón

Pimienta negra recién molida

1 lata (7 onzas) de atún italiano envasado en aceite de oliva

2 costillas de apio tiernas, picadas

1 tomate picado

1 pepino pequeño, pelado, sin semillas y picado

1. Cocine el cuscús con sal al gusto, según las instrucciones del paquete.

2. En un tazón pequeño, mezcle la albahaca, el aceite, el jugo de limón y sal y pimienta al gusto. Agregue el cuscús tibio. Mezclar bien. Pruebe y ajuste la sazón. Escurre el atún y colócalo en el bol con el apio, el tomate y el pepino.

3. Revuelva bien. Pruebe y ajuste la sazón. Sirva a temperatura ambiente o enfríe en el refrigerador brevemente.

Ensalada de Atún con Frijoles y Rúcula

Insalata di Tonno, Fagioli, e Rucola

Rinde de 2 a 4 porciones

Creo que podría escribir un libro completo sobre mis ensaladas de atún favoritas. Este es uno que preparo a menudo para un almuerzo o cena rápidos.

1 manojo grande de rúcula o berros

2 tazas de frijoles cannellini o arándanos cocidos o enlatados, escurridos

1 lata (7 onzas) de atún italiano envasado en aceite de oliva

[1]1/4 taza de cebolla morada picada

2 cucharadas de alcaparras, enjuagadas y escurridas

1 cucharada de jugo de limón fresco

Sal y pimienta negra recién molida

Rodajas de limón para decorar

1. Recorta los tallos duros de la rúcula o de los berros y desecha las hojas amarillentas o magulladas. Lave la rúcula en varios cambios de agua fría. Secar muy bien. Corta las verduras en trozos del tamaño de un bocado.

2. En una ensaladera grande, mezcle los frijoles, el atún y su aceite, la cebolla morada, las alcaparras y el jugo de limón. Mezcle bien.

3. Agregue las verduras y sirva adornado con rodajas de limón.

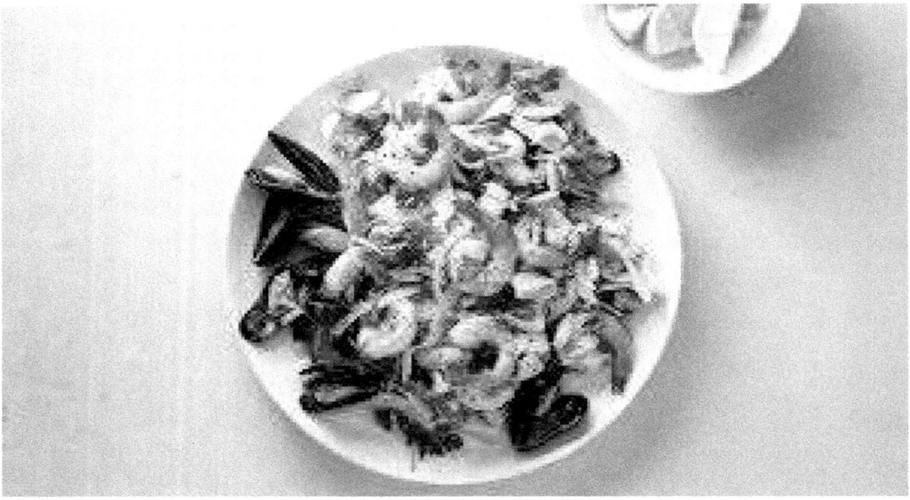

Ensalada de atún los viernes por la noche

Insalata di Venerdi Sera

Rinde 4 porciones

Hubo un tiempo en que los viernes eran días sin carne en los hogares católicos. La cena en nuestra casa por lo general consistía en pasta y frijoles y esta ensalada fácil.

1 lata (7 onzas) de atún italiano envasado en aceite de oliva

2 costillas de apio con hojas, recortadas y en rodajas

2 tomates medianos, cortados en trozos pequeños

2 huevos duros, pelados y en cuartos

3 o 4 rodajas de cebolla morada, en rodajas finas y en cuartos

Pizca de orégano seco

2 cucharadas de aceite de oliva extra virgen

[1]1/2 cabeza mediana de lechuga romana, enjuagada y seca

Rodajas de limón

1. Coloca el atún con su aceite en un bol grande. Rompe el atún en trozos con un tenedor.

2. Agrega el apio, los tomates, los huevos y la cebolla al atún. Espolvorea con el orégano y el aceite de oliva y revuelve ligeramente.

3. Coloca las hojas de lechuga en una fuente. Cubra con la ensalada de atún. Adorne con rodajas de limón y sirva inmediatamente.

Aderezo de Gorgonzola y Avellana

Salsa di Gorgonzola e Nocciole

Rinde aproximadamente 2/3 taza

Tenía este aderezo en Piamonte, donde se servía en hojas de endivias, pero es bueno en cualquier cantidad de verduras masticables, como frisée, escarola o espinaca.

4 cucharadas de aceite de oliva extra virgen

1 cucharada de vinagre de vino tinto

Sal y pimienta negra recién molida

2 cucharadas de gorgonzola desmenuzado

1/4 de taza de avellanas tostadas picadas (verCómo tostar y pelar nueces)

En un tazón pequeño, mezcle el aceite, el vinagre, la sal y la pimienta al gusto. Agrega el gorgonzola y las avellanas. Servir inmediatamente.

Aderezo De Crema De Limón

Salsa di Limone alla Panna

Rinde aproximadamente 1⁄3 taza

Un poco de crema suaviza un aderezo de limón. Me gusta esto en hojas tiernas de lechuga.

3 cucharadas de aceite de oliva extra virgen

1 cucharada de jugo de limón fresco

1 cucharada de crema espesa

Sal y pimienta negra recién molida

En un tazón pequeño, mezcle todos los ingredientes. Servir inmediatamente.

Aderezo de naranja y miel

Citronette al'Arancia

Rinde aproximadamente 1⁄3 taza

La dulzura de este aderezo lo convierte en una combinación perfecta para verduras mixtas como el mezclum. O pruébelo con una combinación de berros, cebollas rojas y aceitunas negras.

3 cucharadas de aceite de oliva extra virgen

1 cucharadita de miel

2 cucharadas de jugo de naranja natural

Sal y pimienta negra recién molida

En un tazón pequeño, mezcle todos los ingredientes. Servir inmediatamente.

Caldo de carne

Brodo di Carne

Rinde alrededor de 4 cuartos

Aquí hay un caldo básico hecho de diferentes tipos de carne para usar en sopas, risotti y guisos. Un buen caldo debe estar lleno de sabor pero no tan agresivo que se apodere del sabor del plato. Se puede usar carne de res, ternera y aves, pero evite el cerdo o el cordero. Su sabor es fuerte y puede abrumar al caldo. Varía las proporciones de las carnes para este caldo a tu gusto o según los ingredientes que tengas a mano.

2 libras de huesos de res carnosos

2 libras de paleta de ternera con huesos

2 libras de partes de pollo o pavo

2 zanahorias, recortadas y cortadas en 3 o 4 trozos

2 costillas de apio con hojas, cortadas en 3 o 4 trozos

2 cebollas medianas, peladas pero dejadas enteras

1 tomate grande o 1 taza de tomates enlatados picados

1 diente de ajo

3 o 4 ramitas de perejil fresco de hoja plana con tallos

1. En una olla grande, combine la carne, los huesos y las partes del pollo. Agregue 6 cuartos de agua fría y cocine a fuego lento a fuego medio.

2. Ajusta el fuego para que el agua apenas esté hirviendo. Quite la espuma y la grasa que sube a la superficie del caldo.

3. Cuando la espuma deje de subir, agregue los ingredientes restantes. Cocine 3 horas, regulando el fuego para que el líquido burbujee suavemente.

4. Deje que el caldo se enfríe brevemente, luego cuélelo en recipientes de plástico para almacenar. El caldo se puede usar de inmediato, o dejar que se enfríe por completo, luego tapar y guardar en el refrigerador hasta 3 días o en el congelador hasta 3 meses.

Caldo de pollo

Brodo di Pollo

Rinde alrededor de 4 cuartos

Un pollo viejo, conocido como ave, le da al caldo un sabor más completo y rico que un ave más joven. Si no puede encontrar un ave, intente agregar alas o cuellos de pavo al caldo, pero no use demasiado pavo o el sabor abrumará al pollo.

Después de cocinar, gran parte del sabor de la carne se hervirá, pero los cocineros italianos ahorradores lo usan para hacer una ensalada o picarlo para un relleno de pasta o vegetales.

1 ave o pollo entero de 4 libras

2 libras de partes de pollo o pavo

2 costillas de apio con hojas, cortadas

2 zanahorias, cortadas

2 cebollas medianas, peladas y dejadas enteras

1 tomate grande o 1 taza de tomates enlatados picados

1 diente de ajo

3 o 4 ramitas de perejil fresco

1. Coloque las aves y las partes de pollo o pavo en una olla grande. Agregue 5 cuartos de galón de agua fría y cocine a fuego lento a fuego medio.

2. Ajusta el fuego para que el agua apenas esté hirviendo. Quite la espuma y la grasa que sube a la superficie del caldo.

3. Una vez que la espuma deje de subir, agregue los ingredientes restantes. Cocine 2 horas, regulando el fuego para que el líquido burbujee suavemente.

4. Deje que el caldo se enfríe brevemente, luego cuélelo en recipientes de plástico para almacenar. El caldo se puede usar de inmediato, o dejar que se enfríe por completo, luego tapar y guardar en el refrigerador hasta 3 días o en el congelador hasta 3 meses.

Sopa de frijoles de Antonietta

Zuppa di Fagioli

Rinde 8 porciones

Cuando visité la bodega de la familia Pasetti en Abruzzo, su cocinera, Antonietta, preparó esta sopa de frijoles para el almuerzo. Se basa en el clásicoRagú estilo Abruzzo, pero puede usar otra salsa de tomate con o sin carne.

Se utiliza un molinillo de alimentos para alisar los frijoles y eliminar la piel. La sopa también se puede hacer puré en un procesador de alimentos o licuadora. Antonietta sirvió la sopa con Parmigiano-Reggiano recién rallado, aunque nos dijo que es tradicional que los comensales de esa región sazonen la sopa con las semillas de un chile verde fresco. Junto al queso rallado, pasó un plato con chiles y un cuchillo, para que cada comensal pudiera picar y agregar el suyo.

2 tazas Ragú estilo Abruzzo, u otra carne o salsa de tomate

3 tazas de agua

4 tazas de frijoles cannellini o arándanos secos o enlatados, cocidos, escurridos

Sal y pimienta negra recién molida al gusto.

4 onzas de espaguetis, cortados o partidos en trozos de 2 pulgadas

Parmigiano-Reggiano recién rallado

1 o 2 chiles verdes frescos, como el jalapeño (opcional)

1. Prepare el ragù, si es necesario. Luego, en una olla grande, combine el ragù y el agua. Pase los frijoles a través de un molinillo de alimentos a la olla. Cocine a fuego lento, revolviendo ocasionalmente, hasta que la sopa esté caliente. Añadir sal y pimienta al gusto.

2. Agrega la pasta y revuelve bien. Cocine, revolviendo con frecuencia, hasta que la pasta esté suave. Agregue un poco más de agua si la sopa se vuelve demasiado espesa.

3. Sirva caliente o tibio. Pase el queso y los chiles frescos, si los usa, por separado.

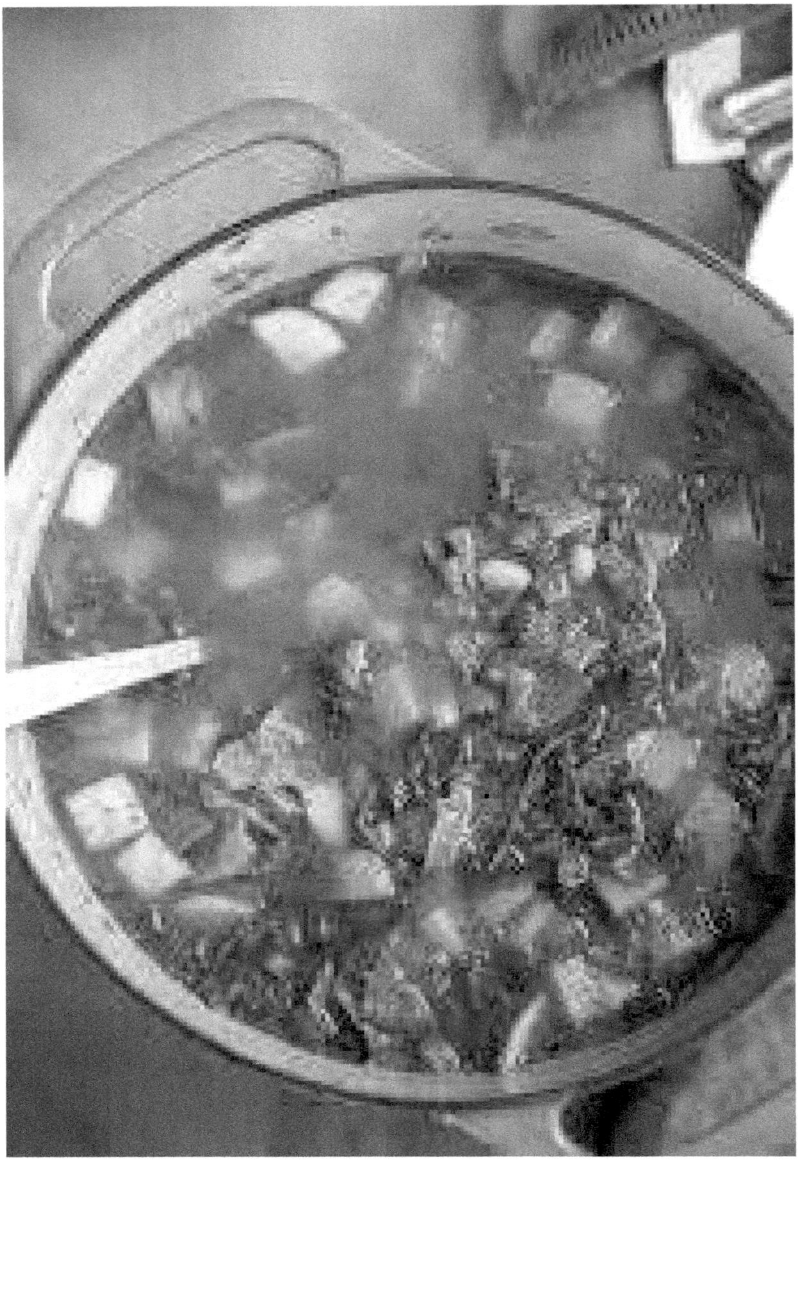

Pastas y Frijoles

Pasta e Fagioli

Rinde 8 porciones

Esta versión napolitana de sopa de frijoles y pasta (conocida por su nombre en dialecto como "pasta fazool") se sirve típicamente muy espesa, pero aún así debe comerse con una cuchara.

[1]1/4 taza de aceite de oliva

2 costillas de apio, picadas (aproximadamente 1 taza)

2 dientes de ajo finamente picados

1 taza de tomates frescos pelados, sin semillas y picados, o tomates enlatados

Pizca de pimiento rojo triturado

Sal

3 tazas de frijoles cannellini o frijoles Great Northern cocidos, secos o enlatados, escurridos

8 onzas de ditalini o espaguetis rotos

1. Vierta el aceite en una cacerola grande. Agrega el apio y el ajo. Cocine, revolviendo con frecuencia, a fuego medio hasta que las verduras estén tiernas y doradas, aproximadamente 10 minutos. Agrega los tomates, el pimiento rojo triturado y la sal al gusto. Cocine a fuego lento hasta que espese un poco, unos 10 minutos.

2. Agrega los frijoles a la salsa de tomate. Lleve la mezcla a fuego lento. Triture algunos de los frijoles con el dorso de una cuchara grande.

3. Traiga una olla grande con agua a hervir. Agrega la sal al gusto, luego la pasta. Revuelva bien. Cocine a fuego alto, revolviendo con frecuencia, hasta que la pasta esté tierna, pero un poco poco cocida. Escurre la pasta, reservando un poco del agua de cocción.

4. Agrega la pasta a la mezcla de frijoles. Agregue un poco del agua de cocción, si es necesario, pero la mezcla debe quedar muy espesa. Apaga el fuego y deja reposar unos 10 minutos antes de servir.

Sopa Cremosa De Frijoles

Crema di Fagioli

Rinde de 4 a 6 porciones

Encontré una versión de esta receta en A Tavola ("En la mesa"), una revista de cocina italiana. Cremosa y suave, esta sopa es pura y reconfortante comida.

3 tazas de frijoles cannellini o frijoles Great Northern cocidos, secos o enlatados, escurridos

Aproximadamente 2 tazas caseras Caldo de carne o una mezcla de mitad de caldo de res comprado en la tienda y mitad de agua

11/2 taza de leche

2 yemas de huevo

1/2 taza de Parmigiano-Reggiano recién rallado, y más para servir

Sal y pimienta negra recién molida

1. Haga puré los frijoles en un procesador de alimentos, licuadora o molinillo de alimentos.

2. En una cacerola mediana, lleve el caldo a fuego lento a fuego medio. Agregue el puré de frijoles y vuelva a hervir a fuego lento.

3. En un tazón pequeño, bata la leche y las yemas de huevo. Vierta aproximadamente una taza de la sopa en el tazón y bata hasta que quede suave. Vierta la mezcla en la olla. Cocine, revolviendo, hasta que esté muy caliente pero no hirviendo.

4. Agrega el Parmigiano-Reggiano y sal y pimienta al gusto. Sirva caliente con una pizca de queso adicional.

Sopa friulana de cebada y frijoles

Zuppa di Orzo e Fagioli

Rinde 6 porciones

Aunque es más conocido en los Estados Unidos como una forma de pasta pequeña, orzo en italiano es el nombre de la cebada, uno de los primeros granos cultivados. La región que ahora es Friuli en Italia fue una vez parte de Austria. La presencia de cebada revela las raíces austriacas de esta sopa.

Si usa frijoles ya cocidos o enlatados, sustituya 3 tazas o dos latas de 16 onzas de frijoles escurridos, reduzca el agua a 4 tazas y cocine la sopa solo 30 minutos en el paso 2. Luego proceda como se indica.

2 cucharadas de aceite de oliva

2 onzas de panceta finamente picada

2 costillas de apio picadas

2 zanahorias picadas

1 cebolla mediana picada

1 diente de ajo finamente picado

1 taza (aproximadamente 8 onzas) de cannellini secos o Gran frijoles del norte

11/2 taza de cebada perlada, enjuagada y escurrida

Sal y pimienta negra recién molida

1. Vierta el aceite en una olla grande. Agrega la panceta. Cocine, revolviendo con frecuencia, a fuego medio hasta que la panceta esté ligeramente dorada, aproximadamente 10 minutos. Agrega el apio, las zanahorias, la cebolla y el ajo. Cocine, revolviendo con frecuencia, hasta que las verduras estén doradas, unos 10 minutos.

2. Agrega los frijoles y 8 tazas de agua. Llevar a fuego lento. Tape y cocine a fuego lento durante 11/2 a 2 horas o hasta que los frijoles estén muy tiernos.

3. Triture algunos de los frijoles con el dorso de una cuchara grande. Agrega la cebada, sal y pimienta al gusto. Cocine 30 minutos o hasta que la cebada esté tierna. Revuelva la sopa con frecuencia para que la cebada no se pegue al fondo de la olla. Agregue agua si la sopa está demasiado espesa. Sirva caliente o tibio.

Sopa de frijoles y champiñones

Minestra di Fagioli e Funghi

Rinde 8 porciones

Un día frío de otoño en la Toscana me hizo desear un buen plato de sopa y me llevó a una comida sencilla pero memorable. En Il Prato, un restaurante en Pienza, el camarero anunció que la cocina había preparado una sopa especial de frijoles ese día. La sopa estaba deliciosa, con un sabor terroso y ahumado que luego supe que provenía de la adición de hongos porcini secos. Después de la sopa, pedí un poco del excelente queso pecorino por el que Pienza es famoso.

^{1}1/2 onza de hongos porcini secos

1 taza de agua tibia

2 zanahorias medianas, picadas

1 costilla de apio picada

1 cebolla mediana picada

1 taza de tomates frescos pelados, sin semillas y picados o tomates enlatados

[1]1/4 taza de perejil fresco picado

6 tazas caseras Caldo de carne o Caldo de pollo o una mezcla de mitad de caldo comprado en la tienda y mitad de agua

3 tazas de cannellini cocidos, secos o enlatados, o frijoles grandes del norte, escurridos

[1]1/2 taza de arroz de grano medio, como Arborio

Sal y pimienta negra recién molida al gusto.

1. Remoja los champiñones en el agua durante 30 minutos. Retirar los champiñones y reservar el líquido. Enjuague los hongos con agua corriente fría para quitarles la arena, prestando especial atención a los tallos, donde se acumula la tierra. Picar los champiñones en trozos grandes. Cuela el líquido de las setas a través de un filtro de papel para café en un bol y reserva.

2. En una olla grande, combine los champiñones y su líquido, las zanahorias, el apio, la cebolla, el tomate, el perejil y el caldo. Llévelo a fuego lento. Cocine hasta que las verduras estén tiernas, unos 20 minutos.

3. Agregue los frijoles y el arroz y sal y pimienta al gusto. Cocine hasta que el arroz esté tierno, 20 minutos, revolviendo ocasionalmente. Sirva caliente o tibio.

Pasta y Frijoles a la Milán

Pasta e Fagioli alla Milanese

Rinde 8 porciones

Los restos de pasta fresca sobrante, llamados maltagliati ("mal cortados"), se usan típicamente para esta sopa, o puede usar fettuccine fresco cortado en trozos del tamaño de un bocado.

2 cucharadas de mantequilla sin sal

2 cucharadas de aceite de oliva

6 hojas frescas de salvia

1 cucharada de romero fresco picado

4 zanahorias picadas

4 costillas de apio picadas

3 papas medianas hirviendo, picadas

2 cebollas picadas

4 tomates, pelados, sin semillas y picados, o 2 tazas de tomates enlatados picados

1 libra (aproximadamente 2 tazas) de arándanos secos o frijoles cannellini (ver Frijoles Estilo Country) o 4 latas de 16 onzas

Aproximadamente 8 tazas caseras Caldo de carne o una mezcla de mitad de caldo de carne o de verduras comprado en la tienda y mitad de agua

Sal y pimienta negra recién molida

8 onzas de maltagliati fresco o fettuccine fresco cortado en trozos de 1 pulgada

Aceite de oliva virgen extra

1. En una olla grande, derrita la mantequilla con el aceite a fuego medio. Agrega la salvia y el romero. Agregue las zanahorias, el apio, las papas y las cebollas. Cocine, revolviendo con frecuencia, hasta que se ablanden, aproximadamente 10 minutos.

2. Agregue los tomates y los frijoles. Agrega el caldo y sal y pimienta al gusto. Lleve la mezcla a fuego lento. Cocine a fuego lento hasta que todos los ingredientes estén muy tiernos, aproximadamente 1 hora.

3. Retirar la mitad de la sopa de la olla y pasarla por un molinillo de alimentos o hacer un puré en una licuadora. Vierta el puré nuevamente en la olla. Revuelva bien y agregue la pasta. Lleve la sopa a fuego lento, luego apague el fuego.

4. Deje que la sopa se enfríe un poco antes de servir. Servir caliente, con un chorrito de aceite de oliva extra virgen y un generoso molido de pimienta.

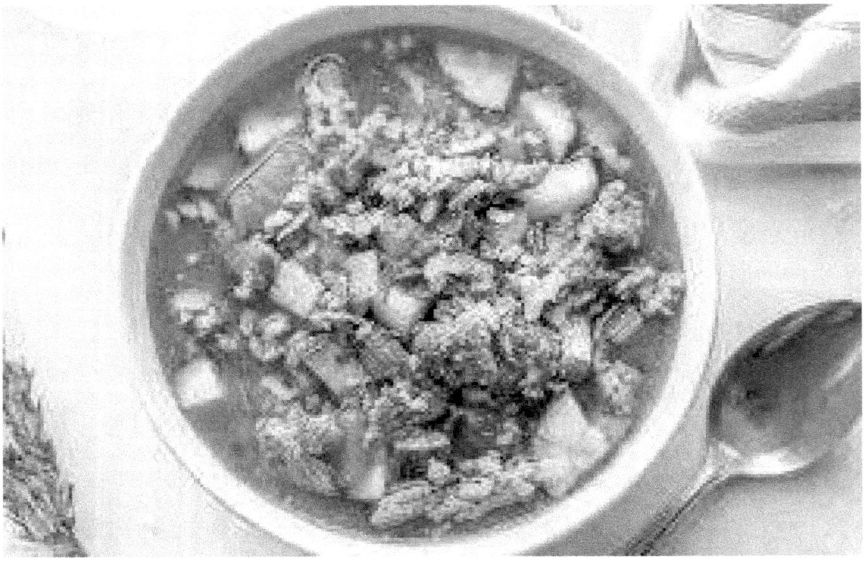

Sopa de Lentejas e Hinojo

Zuppa di Lenticchie e Finocchio

Rinde 8 porciones

Las lentejas son una de las legumbres más antiguas. Pueden ser marrones, verdes, rojas o negras, pero en Italia las lentejas más finas son las diminutas verdes de Castelluccio en Umbría. A diferencia de los frijoles, no es necesario remojar las lentejas antes de cocinarlas.

Guarde las puntas plumosas del hinojo para adornar la sopa.

1 libra de lentejas marrones o verdes, recogidas y enjuagadas

2 cebollas medianas, picadas

2 zanahorias picadas

1 papa mediana hirviendo, pelada y picada

1 taza de hinojo picado

1 taza de tomates frescos o enlatados, picados

[1]1/4 taza de aceite de oliva

Sal y pimienta negra recién molida

1 taza de tubetti, ditalini o conchas pequeñas

Copas de hinojo fresco, opcional

Aceite de oliva virgen extra

1. En una olla grande, combine las lentejas, las cebollas, las zanahorias, la papa y el hinojo. Agregue agua fría para cubrir por 1 pulgada. Lleve el líquido a fuego lento y cocine a fuego lento durante 30 minutos.

2. Agrega los tomates y el aceite de oliva. Añadir sal y pimienta al gusto. Cocine hasta que las lentejas estén tiernas, unos 20 minutos más. Agregue un poco de agua según sea necesario para que las lentejas queden cubiertas con el líquido.

3. Agregue la pasta y cocine hasta que la pasta esté tierna, 15 minutos más. Pruebe y ajuste la sazón. Adorne con la parte superior de hinojo picado, si está disponible. Sirva caliente o tibio, con un chorrito de aceite de oliva extra virgen.

Sopa de espinacas, lentejas y arroz

Minestra di Lenticchie e Spinaci

Rinde 8 porciones

Si se agrega menos agua y se omite el arroz, esta sopa se convierte en una guarnición para acompañar con filetes de pescado a la parrilla o cerdo. Se puede usar escarola, col rizada, repollo, acelgas u otras verduras de hoja verde en lugar de la espinaca.

1 libra de lentejas, recogidas y enjuagadas

6 tazas de agua

3 dientes de ajo grandes, picados

[1]1/4 taza de aceite de oliva extra virgen

8 onzas de espinacas, sin tallos y cortadas en trozos pequeños

Sal y pimienta negra recién molida

1 taza de arroz cocido

1. En una olla grande, combine las lentejas, el agua, el ajo y el aceite. Llevar a fuego lento y cocinar a fuego lento durante 40

minutos. Agregue un poco de agua según sea necesario para que las lentejas queden cubiertas.

2. Agrega las espinacas y la sal y pimienta al gusto. Cocine hasta que las lentejas estén tiernas, unos 10 minutos más.

3. Agregue el arroz y cocine hasta que esté bien caliente. Servir caliente con un chorrito de aceite de oliva virgen extra.

Sopa de Lentejas y Verduras

Minestra di Lenticchie e Verdura

Rinde 6 porciones

Mire las lentejas antes de cocinarlas para eliminar cualquier piedra pequeña o escombros. Para una sopa más abundante, agregue una taza o dos de ditalini cocidos o espaguetis rotos.

^{1}1/4 taza de aceite de oliva

1 cebolla mediana picada

1 costilla de apio picada

1 zanahoria mediana, picada

2 dientes de ajo finamente picados

1/2 taza de tomates italianos enlatados picados

8 onzas de lentejas (aproximadamente 1 taza), recogidas y enjuagadas

Sal y pimienta negra recién molida

1 libra de escarola, espinaca u otras verduras de hojas verdes, recortadas y cortadas en trozos pequeños

1/2 taza de Pecorino Romano o Parmigiano-Reggiano recién rallado

1. Vierta el aceite en una olla grande. Agrega la cebolla, el apio, la zanahoria y el ajo y cocina a fuego medio durante 10 minutos o hasta que las verduras estén tiernas y doradas. Agregue los tomates y cocine 5 minutos más.

2. Agrega las lentejas, la sal y la pimienta y 4 tazas de agua. Lleve la sopa a fuego lento y cocine durante 45 minutos o hasta que las lentejas estén tiernas.

3. Agregue las verduras. Tape y cocine por 10 minutos, o hasta que las verduras estén tiernas. Gusto por condimentar.

4. Justo antes de servir, agregue el queso. Servir caliente.

Sopa de Lentejas en Puré con Crutones

Purèa di Lenticchie

Rinde de 6 a 8 porciones

Crujientes rebanadas de pan cubren este suave puré de lentejas de Umbría. Para darle más sabor, frote los picatostes con un diente de ajo crudo mientras aún estén calientes.

1 libra de lentejas, recogidas y enjuagadas

1 costilla de apio picada

1 zanahoria picada

1 cebolla grande picada

1 papa grande hirviendo, picada

2 cucharadas de pasta de tomate

Sal y pimienta negra recién molida

2 cucharadas de aceite de oliva extra virgen, y más para servir

8 rebanadas de pan italiano o francés

1. Coloque las lentejas, las verduras y la pasta de tomate en una olla grande. Agregue agua fría para cubrir 2 pulgadas. Llevar a fuego lento. Cocine 20 minutos. Agregue sal al gusto y más agua si es necesario para mantener los ingredientes cubiertos. Cocine 20 minutos más o hasta que las lentejas estén muy blandas.

2. Escurre el contenido de la olla, reservando el líquido. Coloque las lentejas y las verduras en un procesador o licuadora y haga puré, en tandas si es necesario, hasta que quede suave. Vierta las lentejas nuevamente en la olla. Sazone al gusto con sal y pimienta. Vuelva a calentar suavemente, agregando un poco del líquido de cocción si es necesario.

3. En una sartén grande, caliente las 2 cucharadas de aceite de oliva a fuego medio. Agrega el pan en una sola capa. Cocine hasta que esté tostado y dorado por el fondo, de 3 a 4 minutos. Dar la vuelta a los trozos de pan y dorar unos 3 minutos más.

4. Retire la sopa del fuego. Vierta en tazones. Cubra cada tazón con una rebanada de pan tostado. Servir caliente, con un chorrito de aceite de oliva.

Sopa de garbanzos de Puglia

Minestra di Ceci

Rinde 6 porciones

En Puglia, esta sopa espesa se hace con tiras cortas de pasta fresca conocida como lagane. Se pueden sustituir los fettuccine frescos cortados en tiras de 3 pulgadas, al igual que las formas pequeñas de pasta seca o los espaguetis rotos. En lugar de un caldo, se usan anchoas para condimentar esta sopa, con agua como líquido de cocción. Las anchoas se funden en la sopa y aportan mucho carácter sin ser obvias.

1⁄3 taza de aceite de oliva

3 dientes de ajo, ligeramente triturados

2 ramitas de romero fresco de 2 pulgadas

4 filetes de anchoa picados

31⁄2 tazas de garbanzos cocidos o 2 latas de 16 onzas, escurridas y con el líquido reservado

4 onzas de fettuccine fresco, cortado en trozos de 3 pulgadas

Pimienta negra recién molida

1. Vierta el aceite en una olla grande. Agrega el ajo y el romero y cocina a fuego medio, presionando los dientes de ajo con el dorso de una cuchara grande, hasta que el ajo esté dorado, aproximadamente 2 minutos. Retirar y desechar el ajo y el romero. Agregue los filetes de anchoa y cocine, revolviendo, hasta que la anchoa se disuelva, aproximadamente 3 minutos.

2. Agrega los garbanzos a la olla y revuelve bien. Machaca la mitad de los garbanzos con el dorso de una cuchara o un machacador de patatas. Agregue suficiente agua o líquido de cocción de garbanzos para cubrir los garbanzos. Lleva el líquido a fuego lento.

3. Agrega la pasta. Sazone al gusto con un generoso molido de pimienta negra. Cocine hasta que la pasta esté tierna pero firme al mordisco. Retirar del fuego y dejar reposar 5 minutos. Servir caliente con un chorrito de aceite de oliva virgen extra.

Sopa De Garbanzos Y Pasta

Minestra di Ceci

Rinde de 6 a 8 porciones

En la región de Marche, en el centro de Italia, esta sopa a veces se hace con quadrucci, pequeños cuadrados de pasta fresca al huevo. Para hacer quadrucci, corte fettuccine fresco en trozos cortos para formar pequeños cuadrados. Deje que cada persona rocíe su sopa con un poco de aceite de oliva extra virgen.

De todas las legumbres, creo que los garbanzos son los más difíciles de cocinar. A veces tardan mucho más en volverse tiernos de lo que esperaba. Es una buena idea preparar esta sopa con anticipación hasta el paso 2 y luego recalentarla y terminarla cuando esté lista para servir, para asegurarse de que los garbanzos tengan tiempo suficiente para ablandarse.

1 libra de garbanzos secos, remojados durante la noche (ver Frijoles Estilo Country)

[1]1/4 taza de aceite de oliva

1 cebolla mediana picada

2 costillas de apio picadas

2 tazas de tomates enlatados, picados

Sal

8 onzas de ditalini o codos o conchas pequeñas

Pimienta negra recién molida

Aceite de oliva virgen extra

1. Vierta el aceite en una olla grande. Agregue la cebolla y el apio y cocine, revolviendo con frecuencia, a fuego medio durante 10 minutos o hasta que las verduras estén tiernas y doradas. Agregue los tomates y cocine a fuego lento. Cocine 10 minutos más.

2. Escurre los garbanzos y añádelos a la olla. Agregue 1 cucharadita de sal y agua fría para cubrir por 1 pulgada. Llevar a fuego lento. Cocine de 11/2 a 2 horas o hasta que los garbanzos estén muy tiernos. Agregue agua si es necesario para mantener los garbanzos cubiertos.

3. Aproximadamente 20 minutos antes de que los garbanzos estén cocidos, hierva una olla grande de agua. Agrega sal, luego la pasta. Cocine hasta que la pasta esté tierna. Escurrir y agregar a

la sopa. Sazone al gusto con sal y pimienta. Servir caliente con un chorrito de aceite de oliva virgen extra.

Sopa de garbanzos y porcini de Liguria

Pasta e Ceci con Porcini

Rinde 4 porciones

Esta es mi versión de una sopa que se hace en Liguria. Algunos cocineros lo hacen sin acelgas, mientras que otros incluyen cardos en los ingredientes.

^{1}1/2 onza de hongos porcini secos

1 taza de agua tibia

^{1}1/4 taza de aceite de oliva

2 onzas de panceta picada

1 cebolla mediana, finamente picada

1 zanahoria mediana, finamente picada

1 costilla de apio mediana, finamente picada

1 diente de ajo finamente picado

3 tazas de garbanzos enlatados cocidos, secos o escurridos

8 onzas de acelgas, cortadas transversalmente en tiras estrechas

1 papa mediana hirviendo, pelada y picada

1 taza de tomates frescos o enlatados pelados, sin semillas y picados

Sal y pimienta negra recién molida

1 taza de ditalini, tubetti u otra pasta pequeña

1. Remoja los champiñones en el agua durante 30 minutos. Retirarlos y reservar el líquido. Enjuague los champiñones con agua corriente fría para quitarles la arena. Córtelos en trozos grandes. Cuele el líquido a través de un filtro de café de papel en un recipiente.

2. Vierta el aceite en una olla grande. Agrega la panceta, la cebolla, la zanahoria, el apio y el ajo. Cocine, revolviendo con frecuencia, a fuego medio hasta que la cebolla y otros aromáticos estén dorados, aproximadamente 10 minutos.

3. Agregue los garbanzos, las acelgas, la papa, los tomates y los champiñones con su líquido. Agrega agua para cubrir los ingredientes y sal y pimienta al gusto. Deje hervir a fuego lento y cocine hasta que las verduras estén tiernas y la sopa espese, aproximadamente 1 hora. Agregue agua si la sopa se vuelve demasiado espesa.

4. Agrega la pasta y 2 tazas más de agua. Cocine, revolviendo con frecuencia, unos 15 minutos o hasta que la pasta esté tierna. Deje que se enfríe un poco antes de servir.

Sopa toscana de pan y verduras

ribollita

Rinde 8 porciones

Un verano en la Toscana, me sirvieron esta sopa donde quiera que fuera, a veces dos veces al día. Nunca me cansaba de eso, porque cada cocinero usaba su propia combinación de ingredientes, y siempre era bueno. En realidad, se trata de dos recetas en una. El primero es una sopa de verduras mixta. Al día siguiente, las sobras se recalientan y se mezclan con pan del día anterior. El recalentamiento le da a la sopa su nombre italiano, que significa hervido. Por lo general, esto se hace por la mañana y la sopa se deja reposar hasta la hora del almuerzo. La ribollita se sirve típicamente tibia oa temperatura ambiente, nunca humeante.

Asegúrese de usar un pan italiano o rústico masticable de buena calidad para obtener la textura adecuada.

4 tazas caseras Caldo de pollo o Caldo de carne o una mezcla de mitad de caldo comprado en la tienda y mitad de agua

^{1}1/4 taza de aceite de oliva

2 costillas de apio tiernas, picadas

2 zanahorias medianas, picadas

2 dientes de ajo finamente picados

1 cebolla morada pequeña, picada

11/4 taza de perejil fresco picado

1 cucharada de salvia fresca picada

1 cucharada de romero fresco picado

11⁄2 libras de tomates frescos pelados, sin semillas y picados o 11⁄2 tazas de tomates pelados italianos enlatados con su jugo, picados

3 tazas de frijoles cannellini cocidos, secos o enlatados, escurridos

2 papas a medio hervir, peladas y cortadas en cubitos

2 calabacines medianos, picados

1 libra de repollo o col rizada, en rodajas finas (aproximadamente 4 tazas)

8 onzas de ejotes, recortados y cortados en trozos pequeños

Sal y pimienta recién molida al gusto.

Aproximadamente 8 onzas de pan italiano de un día, en rodajas finas

Aceite de oliva virgen extra

Rodajas muy finas de cebolla morada (opcional)

1. Prepara el caldo, si es necesario. Luego, vierte el aceite de oliva en una olla grande. Agregue el apio, las zanahorias, el ajo, la cebolla y las hierbas. Cocine, revolviendo con frecuencia, a fuego medio hasta que el apio y otros aromáticos estén tiernos y dorados, aproximadamente 20 minutos. Agrega los tomates y cocina 10 minutos.

2. Agregue los frijoles, las verduras restantes y sal y pimienta al gusto. Agrega el caldo y el agua hasta cubrir. Llevar a fuego lento. Cocine a fuego lento, a fuego muy lento, hasta que las verduras estén tiernas, unas 2 horas. Deje enfriar un poco, luego, si no lo usa de inmediato, guárdelo en el refrigerador durante la noche o hasta 2 días.

3. Cuando esté listo para servir, vierta aproximadamente 4 tazas de la sopa en una licuadora o procesador de alimentos. Haga puré con la sopa, luego transfiérala a una olla junto con la sopa restante. Recalentar suavemente.

4. Elija una sopera o una olla lo suficientemente grande para contener el pan y la sopa. Coloque una capa de rebanadas de pan en el fondo. Vierta suficiente sopa para cubrir el pan por completo. Repita las capas hasta que se use toda la sopa y el pan esté empapado. Deje reposar al menos 20 minutos. Debe ser muy espeso.

5. Revuelva la sopa para romper el pan. Rocíe con aceite de oliva extra virgen y espolvoree con la cebolla morada. Sirva tibio oa temperatura ambiente.

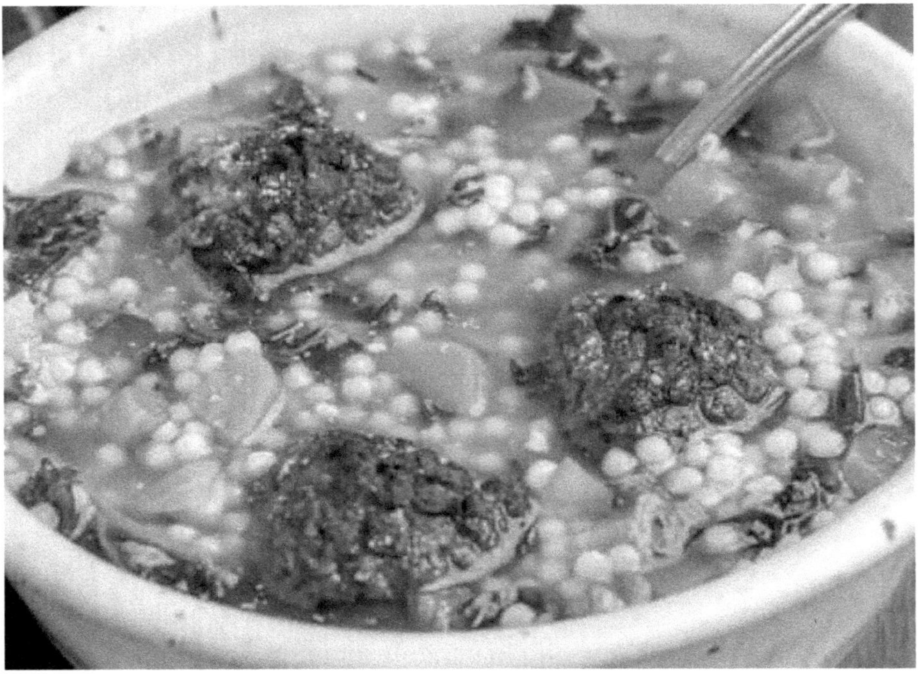

Sopa De Calabaza De Invierno

Zuppa di Zucca

Rinde 4 porciones

En el fruttivendolo, el mercado de frutas y verduras, los cocineros italianos pueden comprar trozos de calabazas grandes y otras calabazas de invierno para hacer esta deliciosa sopa. Generalmente uso calabaza butternut o bellota. El pimiento rojo triturado llamado Peperoncino agrega un picante inesperado.

4 tazas caseras Caldo de pollo o una mezcla de mitad de caldo comprado en la tienda y mitad de agua

2 libras de calabaza de invierno, como butternut o bellota

[1]1/2 taza de aceite de oliva

2 dientes de ajo finamente picados

Pizca de pimiento rojo triturado

Sal

[1]1/4 taza de perejil fresco picado

1. Prepara el caldo si es necesario. Luego, pela la calabaza y quítale las semillas. Cortar en trozos de 1 pulgada.

2. Vierta el aceite en una olla grande. Agrega el ajo y el pimiento rojo triturado. Cocine, revolviendo con frecuencia, a fuego medio hasta que el ajo esté ligeramente dorado, aproximadamente 2 minutos. Agrega la calabaza y la sal al gusto.

3. Agregue el caldo y cocine a fuego lento. Tape y cocine 35 minutos o hasta que la calabaza esté muy suave.

4. Con una espumadera, transfiera la calabaza a un procesador de alimentos o licuadora y haga un puré hasta que quede suave. Regrese el puré a la olla con el caldo. Lleve la sopa a fuego lento y cocine 5 minutos. Agregue un poco de agua si la sopa está demasiado espesa.

5. Agrega sal al gusto. Agrega el perejil. Servir caliente.

Sopa de "agua cocida"

Acquacotta

Rinde 6 porciones

Solo se necesitan algunas verduras, huevos y restos de pan para hacer esta sabrosa sopa toscana, por lo que los italianos la llaman en broma "agua cocida". Utilice los hongos que estén disponibles.

[1]1/4 taza de aceite de oliva

2 costillas de apio, en rodajas finas

2 dientes de ajo picados

1 libra de champiñones surtidos, como botón, shiitake y cremini, recortados y en rodajas

1 libra de tomates pera frescos, pelados, sin semillas y picados, o 2 tazas de tomates enlatados

Pizca de pimiento rojo triturado

6 huevos

6 rebanadas de pan italiano o francés tostado

4 a 6 cucharadas de queso pecorino recién rallado

1. Vierta el aceite en una olla mediana. Agrega el apio y el ajo. Cocine, revolviendo con frecuencia, a fuego medio hasta que se ablanden, aproximadamente 5 minutos.

2. Agregue los champiñones y cocine, revolviendo ocasionalmente, hasta que el jugo de los champiñones se evapore. Agrega los tomates y el pimiento rojo triturado y cocina 20 minutos.

3. Agrega 4 tazas de agua y sal al gusto. Llevar a fuego lento. Cocine 20 minutos más.

4. Justo antes de servir, rompa uno de los huevos en una taza. Deslice con cuidado el huevo en la sopa caliente. Repite con los huevos restantes. Tape y cocine a fuego muy lento durante 3 minutos o hasta que los huevos estén cocidos al gusto.

5. Coloque una rebanada de pan tostado en cada tazón para servir. Con cuidado, vierta un huevo encima y vierta la sopa caliente. Espolvorea con el queso y sirve inmediatamente.

Sopa de Pesto de Calabacín

Zuppa di Zucchine al Pesto

Rinde de 4 a 6 porciones

El aroma del pesto cuando se mezcla con la sopa caliente es irresistible.

2 tazas caseras Caldo de pollo o una mezcla de mitad de caldo comprado en la tienda y mitad de agua

3 cucharadas de aceite de oliva

2 cebollas medianas, picadas

4 calabacines pequeños (aproximadamente 1 1⁄4 libras), lavados y picados

3 papas a medio hervir, peladas y picadas

Sal y pimienta negra recién molida, al gusto.

1 taza de espaguetis rotos

pesto

2 a 3 dientes de ajo grandes

1 1/2 taza de albahaca fresca

1 1/4 taza de perejil fresco italiano de hoja plana

1/2 taza de Parmigiano-Reggiano rallado, y más para espolvorear

2 a 3 cucharadas de aceite de oliva extra virgen

Sal y pimienta negra recién molida

1. Prepara el caldo, si es necesario. Luego, vierte el aceite en una olla mediana. Agrega las cebollas. Cocine, revolviendo con frecuencia, a fuego medio hasta que las cebollas estén tiernas y doradas, aproximadamente 10 minutos. Agregue el calabacín y las papas y cocine, revolviendo ocasionalmente, 10 minutos. Agrega el caldo de pollo y 4 tazas de agua. Lleve el líquido a fuego lento y cocine 30 minutos. Añadir sal y pimienta al gusto.

2. Agrega la pasta. Cocine a fuego lento 15 minutos más.

3. Prepara el pesto: En un robot de cocina, pica el ajo, la albahaca y el perejil hasta que quede muy fino. Agregue el queso y rocíe gradualmente con el aceite de oliva hasta obtener una pasta espesa. Sazone al gusto con sal y pimienta.

4. Transfiera el pesto a un tazón mediano; Con un batidor, bata aproximadamente 1 taza de la sopa caliente en el pesto. Revuelva la mezcla en la olla con la sopa restante. Deje reposar 5 minutos. Pruebe y ajuste la sazón. Sirva con queso adicional.

Sopa de puerro, tomate y pan

Pappa al Pomodoro

Rinde 4 porciones

Los toscanos comen mucha sopa y hacen muchas de ellas con pan en lugar de pasta o arroz. Este es uno de los favoritos a principios del otoño cuando hay muchos tomates maduros y puerros frescos alrededor. También es buena en invierno, hecha con tomates enlatados.

6 tazas caseras Caldo de pollo o una mezcla de mitad de caldo comprado en la tienda y mitad de agua

3 cucharadas de aceite de oliva y más para rociar

2 puerros medianos

3 dientes de ajo grandes

Pizca de pimiento rojo triturado

2 tazas de tomates frescos pelados, sin semillas y picados, o tomates enlatados

Sal

½ hogaza de pan integral italiano de un día, cortado en cubos de 1 pulgada (aproximadamente 4 tazas)

11/2 taza de albahaca fresca cortada

Aceite de oliva virgen extra

1. Prepara el caldo, si es necesario. Luego, corte las raíces y la porción verde oscuro de los puerros. Cortar los puerros por la mitad a lo largo y enjuagar bien con agua corriente fría. Picar bien.

2. Vierta el aceite en una olla grande. Agregue los puerros y cocine, revolviendo con frecuencia, a fuego medio-bajo hasta que se ablanden, aproximadamente 5 minutos. Agregue el ajo y el pimiento rojo triturado.

3. Agregue los tomates y el caldo y cocine a fuego lento. Cocine 15 minutos, revolviendo ocasionalmente. Agrega sal al gusto.

4. Agregue el pan a la sopa y cocine 20 minutos, revolviendo ocasionalmente. La sopa debe estar espesa. Agregue más pan si es necesario.

5. Retirar del fuego. Agrega la albahaca y deja reposar 10 minutos. Servir caliente con un chorrito de aceite de oliva virgen extra.

Sopa De Calabacín Y Tomate

Zuppa di Zucchine e Pomodori

Rinde 6 porciones

Aunque los calabacines pequeños tienen mejor sabor, incluso las verduras más grandes son buenas en esta sopa, porque su agua y falta de sabor no se notan con todos los demás ingredientes sabrosos.

5 tazas caseras Caldo de pollo o una mezcla de mitad de caldo comprado en la tienda y mitad de agua

3 cucharadas de aceite de oliva

1 cebolla mediana, finamente picada

1 diente de ajo picado

1 cucharadita de romero fresco picado

1 cucharadita de salvia fresca picada

11⁄2 tazas de tomates pelados, sin semillas y picados

11⁄2 libras de calabacín, picado

Sal y pimienta negra recién molida

3 tazas de cubitos de pan italiano o francés de un día

Parmigiano-Reggiano recién rallado

1. Prepara el caldo, si es necesario. Luego, vierte el aceite en una olla grande. Agrega la cebolla, el ajo, el romero y la salvia. Cocine a fuego medio, revolviendo con frecuencia, hasta que la cebolla esté dorada, unos 10 minutos.

2. Agrega los tomates y revuelve bien. Agregue el caldo y cocine a fuego lento. Agregue los calabacines y cocine por 30 minutos o hasta que estén tiernos. Sazone al gusto con sal y pimienta.

3. Agrega los cubos de pan. Cocine hasta que el pan esté suave, unos 10 minutos. Deje reposar 10 minutos más antes de servir. Servir con Parmigiano-Reggiano rallado.

Sopa De Calabacín Y Patatas

Minestra di Zucchine e Patate

Rinde 4 porciones

Esta sopa es típica de lo que se puede servir en verano en los hogares del sur de Italia. Siéntase libre de cambiarlo como lo haría un cocinero italiano, cambiando el calabacín por otra verdura como judías verdes, tomates o espinacas y sustituyendo el perejil por albahaca o menta.

6 tazas caseras Caldo de pollo o una mezcla de mitad de caldo comprado en la tienda y mitad de agua

2 cucharadas de aceite de oliva

1 cebolla mediana, finamente picada

1 libra de papas hirviendo (aproximadamente 3 medianas), peladas y picadas

1 libra de calabacín (aproximadamente 4 pequeños), fregado y picado

Sal y pimienta negra recién molida

2 cucharadas de perejil de hoja plana picado

Parmigiano-Reggiano o Pecorino Romano recién rallado

1. Prepara el caldo, si es necesario. Luego, vierte el aceite en una olla mediana. Agregue la cebolla y cocine, revolviendo con frecuencia, a fuego medio hasta que esté tierna y dorada, aproximadamente 10 minutos.

2. Agregue las papas y el calabacín. Agrega el caldo y sal y pimienta al gusto. Deje hervir a fuego lento y cocine hasta que las verduras estén tiernas, unos 30 minutos.

3. Añadir sal y pimienta al gusto. Agrega el perejil. Sirve con el queso rallado.

Sopa Cremosa De Hinojo

Zuppa di Finocchio

Rinde 6 porciones

Las patatas y el hinojo tienen afinidad entre sí. Sirve esta sopa adornada con hojas de hinojo picadas y un chorrito de aceite de oliva virgen extra.

6 tazas caseras Caldo de pollo o una mezcla de mitad de caldo comprado en la tienda y mitad de agua

2 puerros grandes, recortados

3 bulbos de hinojo medianos (alrededor de 21⁄2 libras)

2 cucharadas de mantequilla sin sal

1 cucharada de aceite de oliva

5 papas hirviendo, peladas y cortadas en rodajas

Sal y pimienta negra recién molida

Aceite de oliva virgen extra

1. Prepara el caldo, si es necesario. Luego, cortar los puerros por la mitad a lo largo y enjuagarlos bien para eliminar todo rastro de arena entre las capas. Picar en trozos grandes.

2. Recorta los tallos de hinojo a la altura de los bulbos, reservando algunas de las hojas verdes plumosas para adornar. Recorta la base y las manchas marrones. Corta los bulbos en rodajas finas.

3. En una olla grande, derrita la mantequilla con el aceite a fuego medio. Agregue los puerros y cocine hasta que estén suaves, aproximadamente 10 minutos. Agrega el hinojo, las papas, el caldo y sal y pimienta al gusto. Deje hervir a fuego lento y cocine hasta que las verduras estén muy suaves, aproximadamente 1 hora.

4. Con una espumadera, transfiera las verduras a un procesador de alimentos o licuadora. Procese o mezcle hasta que quede suave.

5. Regrese las verduras a la olla y vuelva a calentar suavemente. Vierta en tazones de sopa, espolvoree con las tapas de hinojo reservadas y rocíe con aceite de oliva. Servir caliente.

Sopa De Champiñones Y Patatas

Minestra di Funghi e Patate

Rinde 6 porciones

Aquí hay otra sopa de Friuli-Venezia Giulia, una región famosa por sus excelentes setas. Allí se usarían hongos porcini frescos, pero como son difíciles de encontrar, los sustituyo por una combinación de hongos silvestres y cultivados. Tanto las patatas como la cebada se añaden como espesantes.

8 tazas caseras Caldo de carne o una mezcla de mitad de caldo comprado en la tienda y mitad de agua

2 cucharadas de aceite de oliva

2 onzas de panceta en rodajas, finamente picada

1 cebolla mediana, finamente picada

2 costillas de apio finamente picadas

1 libra de champiñones surtidos, como blanco, cremini y portabello

4 cucharadas de perejil fresco picado

2 dientes de ajo finamente picados

3 papas a medio hervir, peladas y picadas

Sal y pimienta negra recién molida

[1]1/2 taza de cebada perlada

1. Prepara el caldo, si es necesario. Vierta el aceite en una olla grande. Agrega la panceta. Cocine, revolviendo con frecuencia, a fuego medio hasta que esté dorado, aproximadamente 10 minutos. Agregue la cebolla y el apio y cocine, revolviendo ocasionalmente, hasta que se ablanden, aproximadamente 5 minutos.

2. Agrega los champiñones, 2 cucharadas de perejil y el ajo. Cocine, revolviendo con frecuencia, hasta que el jugo de los champiñones se evapore, aproximadamente 10 minutos.

3. Agregue las papas, la sal y la pimienta. Agregue el caldo y cocine a fuego lento. Agregue la cebada y cocine, sin tapar, a fuego lento durante 1 hora o hasta que la cebada esté tierna y la sopa espese.

4. Espolvorear con el perejil restante y servir caliente.

Crema de Coliflor

Vellutata di Cavolfiore

Rinde 6 porciones

Una sopa elegante para servir al comienzo de una cena especial. Si tiene un poco de aceite o pasta de trufa, intente agregar un poco a la sopa justo antes de servir, omitiendo el queso.

1 coliflor mediana, recortada y cortada en floretes de 1 pulgada

Sal

3 cucharadas de mantequilla sin sal

[1]1/4 taza de harina para todo uso

Aproximadamente 2 tazas de leche

Nuez moscada recién rallada

[1]1/2 taza de crema espesa

1/4 de taza de Parmigiano-Reggiano recién rallado

1. Traiga una olla grande con agua a hervir. Agrega la coliflor y la sal al gusto. Cocine hasta que la coliflor esté muy tierna, unos 10 minutos. Escurrir bien.

2. En una cacerola mediana, derrita la mantequilla a fuego medio. Agrega la harina y revuelve bien por 2 minutos. Agregue muy lentamente 2 tazas de leche y sal al gusto. Deje hervir a fuego lento y cocine 1 minuto, revolviendo constantemente, hasta que espese y quede suave. Retirar del fuego. Agregue la nuez moscada y la crema.

3. Transfiera la coliflor a un procesador de alimentos o licuadora. Haga puré, agregando un poco de salsa, si es necesario, para que el puré quede suave. Transfiera el puré a la sartén con la salsa restante. Revuelva bien. Calentar suavemente, agregando más leche si es necesario para hacer una sopa espesa.

4. Retirar del fuego. Pruebe y ajuste la sazón. Agregue el queso y sirva.

Sopa de tomate y cebada siciliana

Minestra d'Orzo alla Siciliana

Rinde de 4 a 6 porciones

En lugar de rallar el queso, los sicilianos suelen servir sopa con queso picado en trozos pequeños. Nunca se derrite por completo en la sopa y puedes probar un poco de queso en cada bocado.

8 tazas caseras Caldo de pollo o Caldo de carne o una mezcla de mitad de caldo comprado en la tienda y mitad de agua

8 onzas de cebada perlada, recogidas y enjuagadas

2 tomates medianos, pelados, sin semillas y picados, o 1 taza de tomates enlatados picados

1 costilla de apio finamente picada

1 cebolla mediana, finamente picada

Sal y pimienta negra recién molida

1 taza de Pecorino Romano en cubitos

1. Prepara el caldo, si es necesario. En una olla grande, combine el caldo, la cebada y las verduras y cocine a fuego lento. Cocine hasta que la cebada esté tierna, aproximadamente 1 hora. Agregue agua si la sopa se vuelve demasiado espesa.

2. Sazone con sal y pimienta al gusto. Vierta la sopa en tazones, esparciendo el queso por encima.

Sopa de pimiento rojo

Zuppa di Peperoni Rossi

Rinde 6 porciones

El vibrante color rojo anaranjado de esta sopa es una señal atractiva y apropiada para el sabor delicioso y refrescante. Está inspirado en una sopa que probé en Il Cibreo, una trattoria popular en Florencia. Me gusta servirlo con focaccia tibia.

6 tazas caseras Caldo de pollo o una mezcla de mitad de caldo comprado en la tienda y mitad de agua

2 cucharadas de aceite de oliva

1 cebolla mediana picada

1 costilla de apio picada

1 zanahoria picada

5 pimientos rojos grandes, sin semillas y picados

5 papas a medio hervir, peladas y picadas

2 tomates, sin corazón y picados

Sal y pimienta negra recién molida

1 taza de leche

Parmigiano-Reggiano recién rallado

1. Prepara el caldo, si es necesario. Luego, vierte el aceite en una olla grande. Agrega la cebolla, el apio y la zanahoria. Cocine, revolviendo con frecuencia, a fuego medio hasta que las verduras estén tiernas y doradas, aproximadamente 10 minutos.

2. Agregue los pimientos, las papas y los tomates y revuelva bien. Agregue el caldo y cocine a fuego lento. Baja el fuego y cocina 30 minutos o hasta que las verduras estén muy tiernas.

3. Con una espumadera, transfiera las verduras a un procesador de alimentos o licuadora. Haga puré hasta que quede suave.

4. Vierta el puré de verduras en la olla. Caliente la sopa a fuego lento y agregue la leche. No dejes que la sopa hierva. Añadir sal y pimienta al gusto. Sirva caliente, espolvoreado con queso.

Fontina, pan y sopa de repollo

Zuppa alla Valpelline

Rinde 6 porciones

Uno de mis mejores recuerdos del Valle de Aosta es el aromático queso fontina y el sabroso pan integral de la región. El queso se elabora con leche de vaca y se añeja en cuevas de montaña. Busque un queso con corteza natural y la silueta de una montaña presionada en la parte superior para asegurarse de obtener la verdadera fontina. Use un buen pan masticable para esta abundante sopa. La col rizada de Saboya tiene un sabor más suave que la variedad de hoja lisa.

8 tazas caseras Caldo de carne o una mezcla de mitad de caldo de res comprado en la tienda y mitad de agua

2 cucharadas de mantequilla sin sal

1 col de Saboya pequeña, finamente rallada

Sal

1/4 de cucharadita de nuez moscada recién molida

1/4 de cucharadita de canela en polvo

Pimienta negra recién molida

12 onzas Fontina Valle d'Aosta

12 rebanadas de pan de centeno crujiente sin semillas, centeno integral o pan integral, tostado

1. Prepara el caldo, si es necesario. Luego, derrita la mantequilla en una olla grande. Agrega el repollo y la sal al gusto. Tape y cocine a fuego lento durante 30 minutos, revolviendo ocasionalmente, hasta que el repollo esté tierno.

2. Precalienta el horno a 350 ° F. Ponga el caldo, la nuez moscada, la canela, la sal y la pimienta en una olla grande y cocine a fuego lento a fuego medio.

3. Coloque 4 rebanadas de pan en el fondo de una olla honda de 3 cuartos de galón resistente al horno o en una olla o fuente para hornear profunda y pesada. Cubrir con la mitad de la col y un tercio del queso. Repita con otra capa de pan, repollo y queso. Cubra con el pan restante. Vierta con cuidado el caldo caliente. Corta el queso reservado en pedacitos y espárcelo sobre la sopa.

4. Hornee la cazuela hasta que se dore y burbujee, aproximadamente 45 minutos. Deje reposar 5 minutos antes de servir.

Sopa cremosa de champiñones

Zuppa di Funghi

Rinde 8 porciones

El Día de Acción de Gracias no es un día festivo que se celebra en Italia, pero a menudo sirvo esta cremosa sopa de champiñones frescos y secos del norte de Italia como parte de mi menú festivo.

8 tazas caseras Caldo de carne o una mezcla de mitad de caldo de res comprado en la tienda y mitad de agua

1 onza de hongos porcini secos

2 tazas de agua caliente

2 cucharadas de mantequilla sin sal

1 cebolla mediana, finamente picada

1 diente de ajo finamente picado

1 libra de champiñones blancos, en rodajas finas

[1]1/2 taza de vino blanco seco

1 cucharada de pasta de tomate

^{1}1/2 taza de crema espesa

Perejil fresco picado de hoja plana, para decorar

Sal y pimienta negra recién molida

1. Prepara el caldo, si es necesario. Luego, ponga los hongos porcini en el agua y déjelos en remojo 30 minutos. Saca los champiñones del bol y reserva el líquido. Enjuague los hongos con agua corriente fría para quitarles la arena, prestando especial atención a los extremos de los tallos donde se acumula la tierra. Picar los champiñones en trozos grandes. Cuele el líquido de los hongos a través de un filtro de café de papel en un recipiente.

2. En una olla grande, derrita la mantequilla a fuego medio. Agrega la cebolla y el ajo y cocina 5 minutos. Agregue todos los champiñones y cocine, revolviendo ocasionalmente, hasta que los champiñones se doren ligeramente, aproximadamente 10 minutos. Añadir sal y pimienta al gusto.

3. Agregue el vino y deje hervir a fuego lento. Agregue el caldo, el líquido de los champiñones y la pasta de tomate. Baje el fuego y cocine a fuego lento durante 30 minutos.

4. Incorpora la crema. Espolvoree con perejil y sirva inmediatamente.

Sopa de Verduras al Pesto

Minestrone al Pesto

Rinde de 6 a 8 porciones

En Liguria, se agrega una cucharada de salsa pesto fragante a cuencos de minestrone. No es esencial, pero realmente levanta el sabor de la sopa.

[1]1/4 taza de aceite de oliva

1 cebolla mediana picada

2 zanahorias picadas

2 costillas de apio picadas

4 tomates maduros, pelados, sin semillas y picados

1 libra de acelgas o espinacas picadas

3 papas a medio hervir, peladas y picadas

3 calabacines pequeños, picados

8 onzas de ejotes, cortados en trozos de 1⁄2 pulgada

8 onzas de frijoles cannellini o borlotti frescos sin cáscara o 2 tazas de frijoles cocidos, secos o enlatados, escurridos

Sal y pimienta negra recién molida

1 receta pesto

4 onzas de formas pequeñas de pasta como tubetti o codos

1. Vierta el aceite en una olla grande. Agrega las cebollas, las zanahorias y el apio. Cocine, revolviendo con frecuencia, a fuego medio hasta que las verduras estén tiernas y doradas, aproximadamente 10 minutos.

2. Agregue los tomates, las acelgas, las papas, el calabacín y los frijoles. Agregue suficiente agua para cubrir las verduras. Añadir sal y pimienta al gusto. Cocine, revolviendo de vez en cuando, hasta que la sopa espese y las verduras estén blandas, aproximadamente 1 hora. Agregue un poco de agua si se vuelve demasiado espesa.

3. Mientras tanto, prepara el pesto, si es necesario. Cuando la sopa se haya espesado, agregue la pasta. Cocine, revolviendo, hasta que la pasta esté tierna, unos 10 minutos. Deje enfriar un poco. Sirva caliente, pasando un cuenco de pesto, para agregarlo en la mesa, o sirva la sopa en cuencos y coloque un poco de pesto en el centro de cada uno.

Sopa de Huevo de Pavía

Zuppa alla Pavese

Rinde 4 porciones

Los huevos escalfados en caldo son una comida rápida y deliciosa. La sopa está lista para servir cuando las claras estén listas y las yemas aún estén blandas.

2 cuartos de galón casero Caldo de carne o una mezcla de mitad de caldo comprado en la tienda y mitad de agua

4 rebanadas de pan de campo, ligeramente tostado

4 huevos grandes, a temperatura ambiente

4 a 6 cucharadas de Parmigiano-Reggiano recién rallado

Sal y pimienta negra recién molida

1. Prepara el caldo, si es necesario. Si no está recién hecho, caliente el caldo a fuego lento. Sazone al gusto con sal y pimienta.

2. Tenga listos 4 tazones de sopa calientes. Coloque una rebanada de tostada en cada tazón, luego rompa un huevo sobre cada rebanada de tostada.

3. Vierta el caldo caliente sobre los huevos para cubrir unos centímetros. Espolvorea con el queso. Deje reposar hasta que la clara de huevo esté cocida al gusto. Servir caliente.

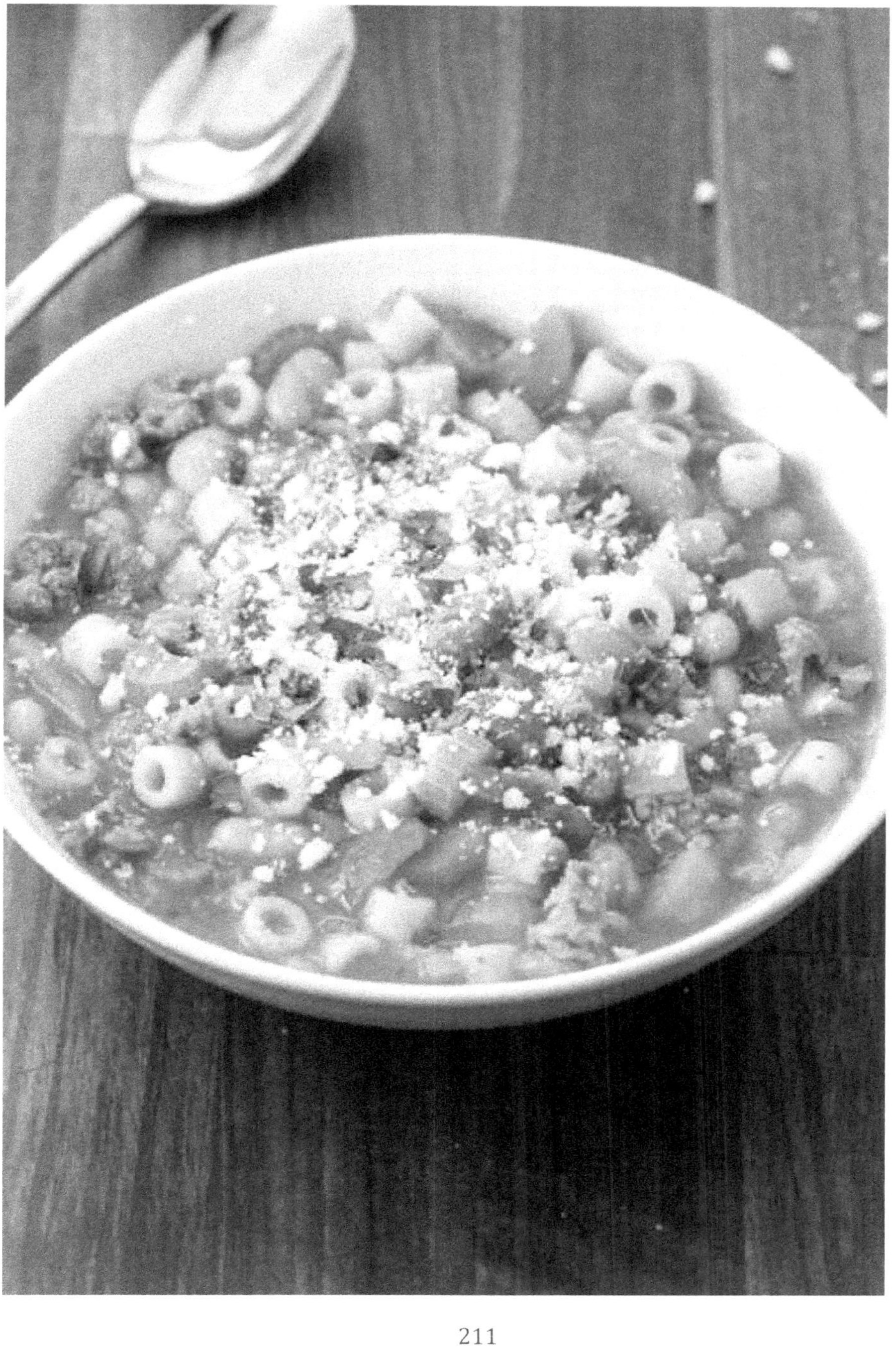

Tarta de puerro

Crostata di Porri

Rinde de 6 a 8 porciones

Comí esta tarta en una enoteca, o bar de vinos, en Bolonia. El sabor a nuez del parmigiano y la nata realzan el dulce sabor de los puerros. También se puede hacer con champiñones o pimientos salteados en lugar de puerros.

1 receta Pastelería de tarta salada

Relleno

4 puerros medianos, alrededor de 1 1⁄4 libras

3 cucharadas de mantequilla sin sal

Sal

2 huevos grandes

^{3}1/4 taza de crema espesa

^{1}/3 taza de Parmigiano-Reggiano recién rallado

Nuez moscada recién rallada

Pimienta negra recién molida

1. Prepara y hornea parcialmente la corteza. Reduzca la temperatura del horno a 375 ° F.

2. Prepara el relleno: Corta las raíces y la mayor parte de las puntas verdes de los puerros. Córtelos por la mitad a lo largo y enjuáguelos muy bien entre cada capa con agua corriente fría. Cortar los puerros en finas rodajas transversales.

3. En una sartén grande, derrita la mantequilla a fuego medio. Agrega los puerros y una pizca de sal. Cocine, revolviendo con frecuencia, hasta que los puerros estén tiernos al pincharlos con un cuchillo, unos 20 minutos. Retirar la sartén del fuego y dejar enfriar.

4. En un tazón mediano, bata los huevos, la crema, el queso y una pizca de nuez moscada. Agregue los puerros y la pimienta al gusto.

5. Vierta la mezcla en la cáscara de la tarta parcialmente horneada. Hornee de 35 a 40 minutos o hasta que el relleno esté firme. Sirva tibio oa temperatura ambiente.

Sándwiches de mozzarella, albahaca y pimiento asado

Panini di Mozzarella

Rinde 2 porciones

A veces hago este sándwich sustituyendo rúcula por albahaca y prosciutto por pimientos rojos.

4 onzas de queso mozzarella fresco, cortado en 8 rebanadas

4 rebanadas de pan de campo

4 hojas frescas de albahaca

1/4 de taza de pimientos morrones rojos o amarillos asados, cortados en tiras finas

1. Recorta las rodajas de mozzarella para que quepan en el pan. Si la mozzarella está jugosa, sécala. Coloque la mitad del queso en una sola capa sobre dos rebanadas de pan.

2. Coloque las hojas de albahaca y los pimientos sobre el queso y cubra con la mozzarella restante. Coloque el pan restante encima y presione firmemente con las manos.

3. Precaliente una prensa para sándwiches o una sartén para parrilla. Coloque los sándwiches en la prensa y cocine hasta que estén tostados, aproximadamente de 4 a 5 minutos. Si usa una sartén para asar, coloque un peso pesado como una sartén encima. Voltee los sándwiches cuando estén dorados por un lado, cubra con el peso y tueste por el otro lado. Servir caliente.

Sándwich Riviera

Panino della Riviera

Rinde 4 porciones

La frontera geográfica que divide Italia y Francia tampoco significa una distinción en los alimentos consumidos en ambos lados. Con su clima y geografía similares, las personas que viven a lo largo de las costas italiana y francesa comparten costumbres alimentarias muy similares. Un ejemplo es el pan bagnat francés y el pane bagnato italiano, que significa "pan bañado", que a veces se llama sándwich Riviera en Italia. Este suculento sándwich, bañado con un vivo aderezo de vinagreta, está relleno de atún y pimientos asados en Francia. En el lado italiano de la frontera, la mozzarella sustituye al atún y se agregan anchoas, pero el resto es prácticamente igual. Este es el sándwich perfecto para llevar de picnic, porque los sabores combinan bien y solo mejora tal como está.

1 barra de pan italiano, de aproximadamente 12 pulgadas de largo

Vendaje

1 diente de ajo, muy finamente picado

[1]1/4 taza de aceite de oliva

2 cucharadas de vinagre

[1]1/2 cucharadita de orégano seco, desmenuzado

Sal y pimienta negra recién molida

2 tomates maduros, en rodajas

1 lata (2 onzas) de anchoas

8 onzas de mozzarella en rodajas

2 pimientos asados pelados y sin semillas con su jugo

12 aceitunas curadas en aceite, sin hueso y picadas

1. Corta la barra de pan por la mitad a lo largo y retira el pan blando del interior.

2. En un tazón pequeño, mezcle los ingredientes del aderezo y vierta la mitad del aderezo sobre los lados cortados del pan. Cubra la mitad inferior del pan con los tomates, las anchoas, la mozzarella, los pimientos asados y las aceitunas, rociando cada capa con un poco del aderezo.

3. Coloque la parte superior del sándwich y presiónelo para juntarlo. Envuelva en papel de aluminio y cubra con una tabla o una sartén pesada. Deje reposar a temperatura ambiente hasta 2 horas o guárdelo en el refrigerador durante la noche.

4. Cortar en sándwiches de 3 pulgadas de ancho. Sirve a temperatura ambiente.